中医随想录

临床家的科学思考

尹常健◎著

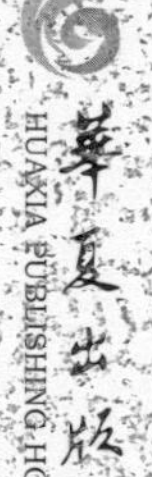

華夏出版社
HUAXIA PUBLISHING HOUSE

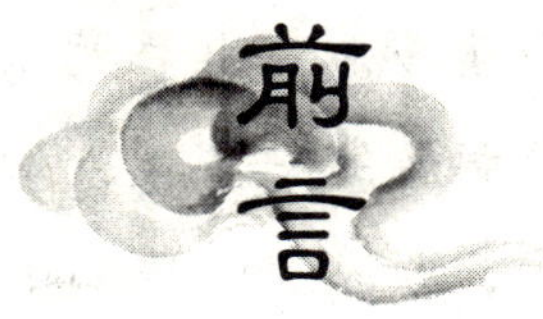

近年来，“中医”这两个字频繁出现在人们的视野里。这些资讯又分为两类，一类是关于中医本质属性、发展方向、文化内涵的探讨，一类是关于中医养生保健方法疗效等的信息。二者都广泛见于网络、书籍、报纸、电视等媒体，“中医文化热”、“中医养生热”成为一股潮流。然而其中也存在很多问题。中医养生知识方面，信息凌乱、疗效不确，商业化信息充斥其间，一般大众难以甄别。中医探讨方面，虽有许多文章和著作不乏独到见解，然而从总体上看，有些著作，由于作者本身的经历和学识所限，他们还难以从整体上把握中医学的科学本质、特色优势、缺陷不足、面临的挑战、目前困境的根源和中医发展的要务等基本问题，因此，也就难以提出真知灼见。有的片面强调中医的传统文化属性，淡化其科学内涵；有的虽然出于对中医的满怀赤诚，一腔热血，但是找问题抓不住要害，发议论说不到点子上，使人读后更加茫然；有的则将中医当国粹，还有的将中医神秘化、复杂化、低俗化，等等。所有这些都深刻反映了国人对中医所普遍存在的视觉偏差。

在这样一个大背景下，迫切需要我们对当前中医三个最基本的问题进行理性思考，这就是：中医到底是什么？中医究竟怎么了？中医应该怎么办？从不同的层面和角度对这些问题进行深入思考，并作出解答，这就是我写《中医随想录》的目的和初衷。

大概还在几年以前，我就开始对中医发展遇到的一些困难和挑战、特别是中医学术研究领域的诸多难题和困惑有了一些思考，形成了一些看法，也很想就当前中医发展的一些焦点和热点问题说点什么。但是，由于这些思考是零散的，想法是随意的，有的甚至是有感而发而写在日记里的，既不系统，也很杂乱。将这些思考进行系统的梳理，用浅显直白的文字表述出来并汇集成册，成为我很久以来的一个心愿。经过近一年的归纳和整理，在各方面的大力协助与支持下，《中医随想录》终于正式出版了。

之所以称之为《中医随想录》，是因为书中的想法和思考都是随意的，是我在长期的临床实践中的一些所见、所思、所感、所悟，不引经据典，不高谈阔论，表述浅显直白，说的是实在话，论的是实在事。不求面面俱到，但求言中要害；不求一定做到，但求必须想到。这些思考反映了我对当前中医学术研究现状和中医事业发展前景的深深忧虑和困惑，对有些问题提出了相应的解决方法和对策。我深知，这些识见不一定多么高明，而且我的这些思考主要从临床的角度展开，视野难免狭窄，认识难免肤浅。但这些的确是我作为一名中医临床工作者对中医的科学思考，都是理性的，或许对纠正国人的中医视觉偏差稍有助益。

我从事中医临床、研究工作已近四十年。在长期的中医临床实践过程中，我深刻地认识到，我们今天思考和讨论中医的所有问题，都要面对一个基本现实，那就是——中医学发展到今天，需要面对一个全新的科学环境，面对治疗目标的转换，面对疾病谱的变化。离开了这些现实，就不可能得出正确的结论。我还真切地感悟到，疗效是中医的真正生命力，而疗效来自临床实践，中医具有很强的实践性和浓厚的经验医学色彩。因此，没有长期的临床实践甚至缺乏具体的专业研究，都难以真正领悟中医的科学精髓。

总而言之，我的观点是：对于中医学，我们既要领悟和继承其宝贵的学术财富，又要充分认识其缺陷与不足；既要坚持中医理论指导，发挥好中医药的特色与优势，又要自觉接受现代医学的渗透，充分借鉴现代医学最新成果，更要善于在实践中探索和总结新的证治规律。惟有如此，我们才能担负起继承、发扬、发展中医学的科学使命。我们的任务是艰巨的。我同时深深地认识到，对于中医学而言，临床实践是宝贵的，经验积累是重要的，而最重要的是思想，惟有思想才具有永恒的光辉。

本书内容约近半数曾先后在《中国中医药报》视点版、科教版及学术与临床版发表，感谢报社领导及诸位编辑所给予的信任与鼓励。

华夏出版社曾令真编审、王丽英编辑对本书出版给予了大力支持和帮助，从本书的结构到内容等诸多方面都提出了许多宝贵的意见，在此谨致以衷心的感谢！

在本书撰写过程中，我的研究生神州、宋洪泉、王亮亮、高乘成、李亚萍、路伟、高占华、吴韶飞等同学在文字打印和校对等方面都做了许多有益的工作，感谢他们付出的辛勤劳动。

因学识所限，错谬之处在所难免，尚乞读者不吝批评指正。

尹常健

2010 年 11 月

于山东中医药大学附属医院

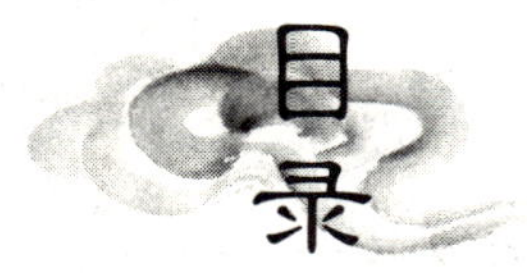

目录

中醫到底是什么

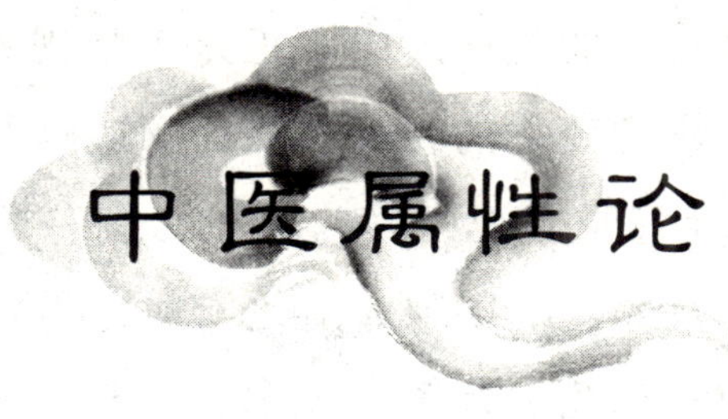

中医属性论

属性是指事物性质的归属或归类。中医属性自然也是指中医的性质归属或归类。中医是医学，医学是科学，其属性看似简单，但如果细细究之，则又非一言所能定论。故近年来每引致众多关注和热议，观点又每每大相径庭，有力主中医为科学者，有力主中医为人文者，竟还有认为中医为伪科学者。多数人所认同的观点是，中医具有科学和人文双重属性。此论虽较公允，但是却忽略了中医的形式属性，因此，此论亦非全面。

中医属性无非有二，认识和讨论中医属性亦应从两个层面上展开。一是实质属性，主要是回答“中医到底是什么”这样一个实质问题；二是形式属性，主要指中医在形式表现上的种种特征。只有真正认识中医的这两大属性，才可能系统了解中医的本质归属和表现特征，从而避免出现不应有的视觉偏差。

从实质属性而论，中医是自然的，又是人文的。首先，中医是自然的。中医的产生与存在以疾病防治和提高人的生命质量为目的，中医学所面对的人和疾病都产生于天地之间，发生于四时之内，是自然的、真实的，都遵循自然的规律。中医正是不断观察、探究、认识人的生理活动的现象与病理变化的特征，从而顺应这些自然变化的规律来解决疾病防治的实际问题。具体来说，通过精神内守、起居有常、食饮有节、劳逸适度及“虚邪贼风，避之有时”等措施来预防和减少某些疾病的发生；通过药物、针灸、推拿、砭石、熏洗等各种治疗手段来使某些疾病好转或康复。在这一过程中，中医同时又是一门具体的防病治病技术。望闻问切、辨证论治是技术，针灸推拿、手法正骨等尤为真实可见之技术。在中医学理论中，我们可以看到解剖概念、器官概念、量化概念、时间概念以及对疾病的防控概念，而这些概念都是医学的基本要素。因此，中医学的本质属性首先应当是医学自然科学，这是毋庸置疑的。

同时，中医又是人文的。人具有真实的社会属性，人的健康与否、疾病的转归与预后除自然发展的规律之外，无不受到社会人文环境的深刻影响。因此，医学，包括西医在内，与其他自然科学有着本质的不同。医学除追求自然的真知和理性之外，还追求灵性和情怀，追求超越科学的人性光辉，这就使得医学自然地具有了人文的色彩。医学人文虽非中医所独有，但中医学由于根植于优秀的中华传统文化的土壤，其产生与发展的历史厚重久远，深受中国古代哲学和文化的浸润和滋养，因此，中医学的哲学人文属性较之西医学就显得更为厚重而深沉，博大而广阔。

从中医的形式属性而言，中医是古老的，也是现代的。中医的产生年代久远，发展源远流长，著作浩如烟海，典籍汗牛充栋，完整地记载了古代医学家的理论和经验。“神农尝百草，始有医药”揭示了中医学古老的起源。学习中医文献，我们可以感受古人的智慧，体味中医深厚的学术积淀。中医之积淀深厚，含容宏富，精深博大，散发着古老而深沉的气息。

岁月流转，随着西方医学进入中国，中医与西医两种医学在同一块土地上相遇。中医学发展到今天，不得不面对全新的科学环境和西医规定的疾病的防治任务，中医必须同时做好传承和创新，方能适应治疗目标转换与疾病谱变化的客观要求。这使得中医必须吸纳现代医学科学的新理念、新成果、新方法，而中医的理论和实践正是随着科学的进步而不断充实、发展和完善的。当前，中医的诊疗范围日渐扩大，研究领域进一步拓展和深入，中医这棵古老的科学之树上不断绽放新的科技之花，结出新的科技之果，焕发出新的生机。因此，中医又是现代的。这也再一次证明，真知可以纵贯千古，科学可以穿越时空。

中医是宏观的，也是具体的。中医强调整体观念，认为天地人一体、四时一体、六气一体、万物一体，注重宏观调控，主张明标本、识异同、辨逆从、知邪正、权重轻，从整体上平衡阴阳、调理身心、却病延年、改善生命质量。

中医同样注重微观识病。中医诊查和治疗无不先辨具体疾病、具体部位、具体病变、具体证候、具体舌象、具体脉象，大处着眼、小处着手，分别施以相应治法，选择相应方药，从而使这些具体病证得以减轻或恢复。纵览古今医籍，载录了许多如消渴、痢疾、黄疸、鼓胀等具体病证的具体诊疗经验。我们可以这样认为，从中医的特征来说，所谓宏观，反映的是中医认知疾病的理念，所谓具体，体现的则是中医治疗疾病的方法。

中医是理论的，也是经验的。中医理论以脏腑学说、经络学说、病因病机学说、诊法与辨证学说、方剂药物学等为主要内容，以阴阳五行作为说理工具，架构起中医学完整的理论体系，理法方药，环环相扣，细密严谨。

中医又是在实践中形成的，具有鲜明的经验医学色彩。中医理论和实践是在经验积累中逐渐成熟，又在经验总结中不断完善的。不同的经验和体悟使中医诊疗显现出不同的特色与风格，从而鲜活灵动，色彩纷呈。没有长期的经验积累就不可能领悟中医的科学精髓。中医真正的精华其实往往蕴藏在临床医生的宝贵经验里，没有哪一门科学像中医学这样更为依赖和重视实践和经验的作用。

中医是深奥的，也是浅显的。中医典籍如《内经》、《伤寒论》等著作，辞章华美，义理深奥；阴阳学说、五行学说、五运六气学说、精气神理论等更是哲理深邃、语意抽象。而《药性赋》、《汤头歌诀》等著作则平朴浅显、简要明了、通俗易懂，易于阅读、易于记忆、易于理解、易于应用；至于中医诊法之“一问寒热二问汗，三问头身四问便”等更是白话、实话，浅显直白，易学易用。中医以精深的医理、诗化的语言，使深奥与浅显同在、典雅与朴素并行。

中医是经院的，也是民间的。半个世纪以来，中医院校教育蓬勃发展，众多的中医学硕士、博士毕业于高等学府，中医专家上得国际讲台，登得大雅之堂。高规格中医医疗机构、研究机构相继建立，规模不断扩大，层次不断提高，新理论不断涌现，新技术不断应用，新成果不断产生。专家学者，人才辈出，使中医学成为中国医学科学的重要学术体系。

中医学又是民间的。它发端于民间，根植于民间，具有鲜明的民间属性。中医治疗，简便易行；经验学习，口传心授；单方验方，特殊疗法，简单实用，城镇社区与乡下农村尤宜为之，是真正意义上的平民医学。

只有深刻认识中医属性，我们方能感悟中医的特色与优势，洞察中医的缺陷与不足。特色保留之、优势发挥之、缺陷纠正之、不足完善之，这是我们一代中医人的责任。唯有如此，中医才能不断发展，蒸蒸日上，以崭新的面貌伫立于世界科技之林。

溃疡性结肠炎

许某，女　60岁，便下脓血，里急后重，肠镜检查示

溃疡性结肠炎，舌红少苔，脉细数。

马齿苋30g　苦参9g　生甘草6g　砂仁9g

白头翁15g　生地榆15g　石榴皮9g　炒枳壳12g

当　归9g　川木香9g　川连9g　炒杭芍15g

水煎服，日一剂，另配合灌肠药物外治之。

作者处方手迹： 溃疡性结肠炎：许某，女，60 岁。便下脓血，里急后重，肠镜检查示溃疡性结肠炎，舌红少苔，脉细数。马齿苋 30 克，苦参 9 克，生甘草 6 克，砂仁 9 克，白头翁 15 克，生地榆 15 克，石榴皮 9 克，炒枳壳 12 克，当归 9 克，川木香 9 克，川连 9 克，炒杭芍 15 克。水煎服，日 1 剂。另配合灌肠药物外治之。

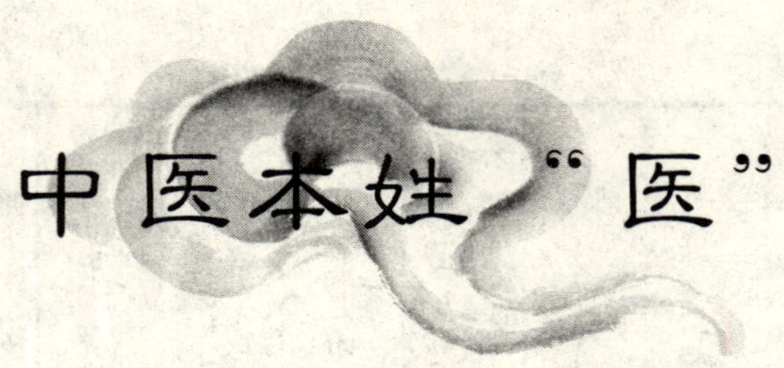

中医本姓“医”

长期以来，知识界和学术界对中医医学、哲学、文化三者之间的关系缺乏共识，对三者孰主孰从、孰先孰后及它们之间的因果关系、内在联系等问题，均存在着较为普遍的模糊认识。有的无视中医学产生的历史和文化背景，仅仅以纯医疗技术的标准去对中医进行片面的学术评判；有的则过分强调中医学的哲学人文属性，热衷于在哲学人文层面上谈论中医的博大精深，甚至错误地认为中医学以人文属性为主要特征，极力淡化中医的科学本质；也有的在强调中医特色时，想当然地夸大中西医之间的本质区别和学术差异，从根本上否定中西医学在科学本质上的趋同性和方法学上的互补性等。这些认识上的混乱，让人无所适从，无法展开实质性的学术思考和探索，从而阻碍了中医学术的进步和发展。

我们究竟应该怎样正确认识中医医学、哲学、文化三者之间的关系呢？

首先，我们应当明确，中医学首先姓“医”，医学是中医学的核心，科学是中医的实质。

中医学是古人在长期的生产生活和防病治病的实践中产生的，中医学的理论和方法来自古人对生命的切身体验和精微体悟，是历代医学家经验和智慧的结晶。中医学的主要使命是探索生命奥秘、健康要素、养生真谛和疾病防治。中医学既包含对人体生理病理变化规律的科学认识体系，又包括疾病防治的具体方法。中医学所面对的人和疾病的属性都是自然的、真实的和具体的，都首先是有其自然发展变化的规律。中医学就是把握这些规律来解决疾病防治的实际问题。因此，中医学的自然科学属性是毋庸置疑的。

广大中医从业者、特别是中医临床工作者，他们对中医学的科学属性也许比哲学家和理论家们具有更为真实而细微的考量。因为，中医诊疗过程中既需要对疾病本质的宏观把握，更需要对具体病变的细微认知，既有实际的诊查、判断和分析，又要采取具体的治疗方案、方法和药物。这些方法与药物是针对疾病的，每一法都有具体作用，每一药都有真实功效，而这些才是疾病好转或康复的疗效学基础。细致的诊查、正确的判断、准确的立法、合理的组方、恰当的选药才是获取临床疗效的保证，这些主要属于医学科学的层面。而无论中医整体观还是辩证法等哲学思想的运用都是为这些具体治疗服务的。

其次，哲学是中医学重要的思想和方法学武器。

中医学是古代医学家在辩证唯物论等哲学思想的指引下，不断探索和总结长期与疾病斗争的经验而产生的，阴阳五行的对立统一观、天人合一的整体观、生命状态的恒动观及辩证法等哲学思想对中医学的产生、延续和发展发挥了不可替代的重要作用，成为中医学主要的思想和方法学武器。中医学从基础理论的构建、临床诊疗模式的确立及具体疾病的防治等，都离不开哲学的指导，中医学的整体与局部、宏观与微观、动与静、标与本等概念无不闪烁着哲学思想的光芒。正是由于哲学思想的指导，中医学才不仅仅表现为医“术”，而能够升华至医“道”的更高层次。没有哪一门科学像中医学这样全面地包含和运用了如此众多的中国哲学的思想精华。

其三，文化是中医学的土壤、营养剂和主要载体。

因为中医学根植于优秀的中华文化的土壤，传统文化如儒学、道学、佛学、哲学等广泛而深入地渗透于中医学的理论体系之中，在思维方式、认知模式、行为规范、语言表述等方面都对中医学产生了极为重要而深刻的影响，使中医学具有了浓厚的人文色彩。从某种意义上来说，正是优秀的中华传统文化的滋养才使得中医学形成了自身鲜明的学术特色，使中医学既严谨规范、又鲜活灵动，在关注人体疾病的同时有对生命质量更高层次的追求。中华文化与中医学水乳交融，在中医学的产生、传播、发展的进程中发挥了极为重要的作用。没有哪一门科学与中华文化结合得如此紧密、密不可分。

毫无疑问，对中医学而言，中国古代哲学思想的指导、中国优秀传统文化的滋养是永远需要的，也是永远不会过时的。

但是，我们也应该认识到，落实到医学、落实到具体的医疗实践，所有这些都是为中医学的医学科学属性服务的，是为防病治病服务的，是从属的。如阴阳五行等概念对中医而言，不过是特定的符号和说理工具而已，其本身并不具有实际意义，而只是用来认识和阐明人体的生命现象和疾病规律的一种“模型”。中医学借助阴阳五行来认识人体生理病理，是为了养生保健和防治疾病的医疗实践服务。因此，这些学说既非虚幻，也不应该对中医的科学属性产生任何影响。科技为行医之术，人文乃行医之魂，后者绝不能代替前者，更不能喧宾夺主。

王强先生曾撰文描述中医学与人文科学的关系，观点极为精辟。他说：“虽然当代医学无论中西均需要吸取人文和哲学社会科学的营养，但由于其主要研究对象的自然属性和物质属性，决定了医学科学是以自然科学特征为主。人文与科学可以你中有我、我中有你，但又

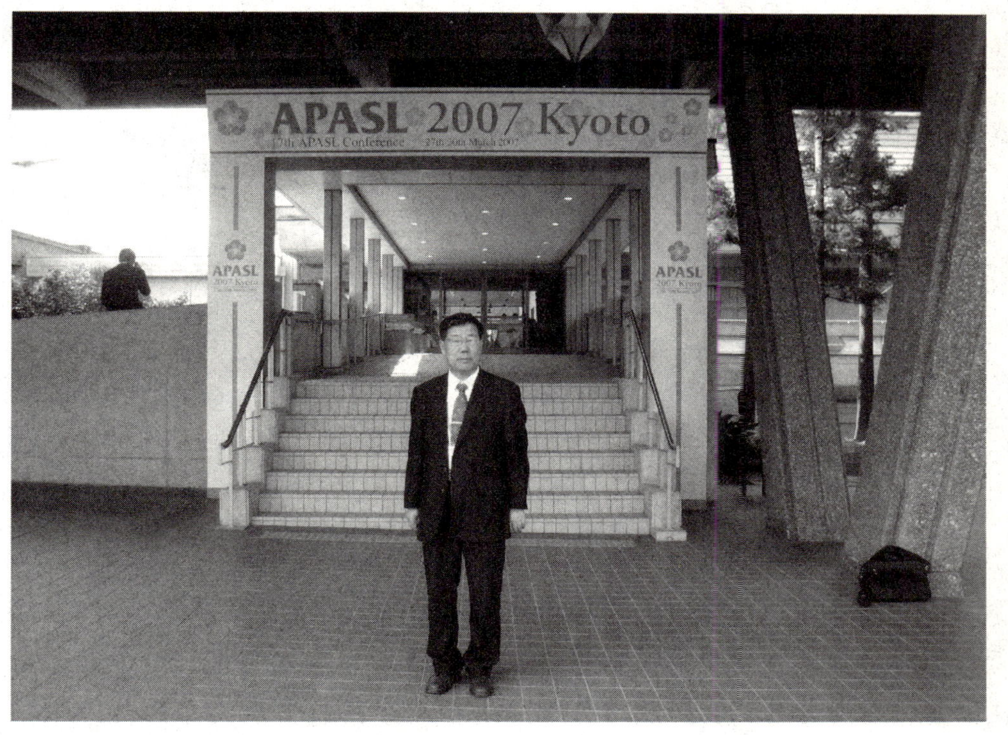

2007 年作者在日本京都参加亚太地区肝病会议

始终你是你、我是我，这是因其对象的不同层次所决定。如《红楼梦》里有药方，但不是医书；《内经》通篇皆有韵，但不是诗歌。”此言可谓切中肯綮。

正确认识医学、哲学、文化三者之间的关系，有助于我们更好地把握中医的科学精髓，认识中医的发展规律，中医的一些基本的理论和实践问题也才有望逐步得到解决，中医学术研究才会不断深入、有所发展，并由此走出困境。

从临床实例看中医的科学属性

大概不会有人对中医学是医学有所异议，而医学研究的主要对象人和疾病都具有自然属性和物质属性更是勿庸置疑。人的生命首先是以物质运动为基础，因此作为医学的中医学具有自然科学属性原本是理所当然的，但偏偏就是这一看似简单的问题不但近百年来引发无数激烈的争议，直到现在，知识界和学术界仍对此众说纷纭、莫衷一是，仍有人对中医的科学属性持怀疑甚至否定的态度。长期以来，中医学不但时常遭到少数人“非科学”和“伪科学”的无端指责，还不断受到来自“唯科学主义者”对中医学进行所谓的科学考量，他们从纯概念角度列举出中医不属于科学的种种理由。造成这一现象的原因，除极少数人对于中医的无知和偏见，大多数情况在于他们缺乏对中医学科学本质的系统了解和对具体专业和疾病的深入研究。他们可能知道科学的概念，却不一定了解中医的科学内涵；他们也许知道哲学的名词，但却不一定清楚中医学中阴阳的真正含义，因此他们的许多观点是想当然的、肤浅的甚至是错误的。这是因为，一个没有进行过中医临床专业研究的人是难以准确领悟中医学的科学精髓的。

科学是求实的。对于中医的科学归属，我们最需要的是科学事实。根据达尔文“科学就是整理事实，以便从中得出普通规律或结论”的观点，结合我个人从事肝病中医研究三十年的所知所悟，下文以中医黄疸和鼓胀二病为例，列举中医关于这两个疾病的理论和实践的实际例证，以求证中医的医学科学属性。

中医学对肝的物质认识始于解剖

在中医学概念中，肝有两层含义。一为肝体，即肝的物质实体；一为肝用，即肝的功能活动。肝以血为体，以气为用，用阴阳来概括，即“体阴而用阳”。中医学对肝的物质认识首先是建立在解剖学基础上的。中医学所阐述的肝的解剖位置，包括肝的大小、分叶甚至重量都与现代医学基本一致。《灵枢经》说：“阙……在下者肝也”，这里“阙”指的是胸部，在下即指季肋部。《医贯》说：“膈膜之下有肝……肝短叶中有胆附焉。”对肝脏的形态与重量，《难经·四十一难》说：“肝独有两叶”，这里主要指肝脏本身的左右两叶；《难经·四十二难》说：“肝重四斤四两（一说二斤四两）”，以当时的度量衡制来计算，四斤四两折合成现在的重量单位约为1 062.5克，与现代我国成人肝的重量（男性为1 157～1 447克，女性为1 029～1 379克）十分接近。

对肝脏生理功能的认识源于对生命的真切体验

中医学将肝的生理功能归纳为主疏泄，主藏血、养筋爪，开窍于目，性喜条达而恶抑郁，系统阐述了肝周转气血、分泌排泄胆汁、辅助消化、调节血量等主要功能，这些功能与现代医学所认识到的肝脏的生理功能是大致相近的。当然，中医学之“肝”在广义上还具有某些现代医学神经精神系统、内分泌系统、血液系统、运动系统及视、听觉器官的功能等，这些功能在《内经》“肝为将军之官，谋虑出焉”，“肝为罢及之本，其荣在爪，其充在筋”，“肝受血而能视”等论述中都有充分的体现。这些功能看起来好像并不属于现代医学肝脏生理功能的范畴，甚至有人视此为中医不科学的证据。但是，如果深入研究，我们会发现，当肝脏发生某些疾病时，这些系统往往出现相应的功能紊乱。以病毒性肝炎为例，该病的临床表现不但可以出现肝脏本身及消化系统的症状与体征，还常常会有神经精神症状如烦躁易怒、失眠多梦，甚至肝性昏迷，更有因暴怒等情志刺激而使病情加重者；运动系统症状如乏力疲惫、肌肉酸痛。“肝开窍于目”的理论也在现代医学理论中得到了印证和体现。肝脏是维生素 A 的主要储存部位，体内 95% 的维生素 A 储存在肝脏，在肝内完成其摄取、转化、吸收和储存过程。肝病影响维生素 A 的代谢，可影响视网膜感光细胞的功能，从而出现两目干涩、视物昏花、夜视力下降等眼部症候。另据报道，将成年人肝组织移植到原肠胚腔中，能诱导双目形成。这说明肝脏与眼在胚胎发生学上具有特殊亲缘关系，一定程度上为“肝开窍于目”理论提供了实验依据与理论解释。所有这些都从不同侧面证明中医学对肝生理功能的认识经过真实的生命体验和长期的实际观察，是符合临床实际的。

对肝脏疾病的认识来自长期的临床观察

早在两千多年前，《内经》一书中就已经有了关于黄疸和鼓胀的记载与论述，从证候表现、病因、治疗、预后及生活调养等各个方面都形成了完整的认识体系，在今天看来仍具有很高的科学性和实用价值。这不仅说明肝病是十分古老的疾病，也反映了中医肝病研究的悠久历史。《金匮要略》中提到："见肝之病，知肝传脾，当先实脾"，更充分说明了中医肝病与西医肝脏疾病虽不完全等同，但古人所论之肝病主要指的还是肝实体的病变，当肝病时，首先传脾，引起消化系统的功能紊乱，并出现相应症状如恶心、厌油、食少、腹胀、腹泻等，这与现代医学多种肝脏疾病的发病规律是相当一致的。

对证候表现的准确描述

在中医学中，黄疸是一个独立的疾病。黄疸之名首见于《素问·平人气象论》："溺黄赤，安卧者，黄疸；……目黄者，曰黄疸……"《灵枢·论疾诊尺篇》也说："身痛而色微黄，齿垢黄，爪甲上黄，黄疸。安卧，小便黄，脉小而涩者，不嗜食。"这些阐述不仅描述了黄疸病目黄、身黄、尿黄的主要特征，还都提到安卧、不嗜食的症状。现代医学临床所见，乏力懒动、食欲减退也正是可以出现黄疸的病毒性肝炎等疾病最为常见的症状。

鼓胀病名首见于《灵枢·水胀篇》："岐伯曰：腹胀身皆大，大与肤胀等也，色苍黄，腹筋起，此其候也。"《肘后备急方》也说："唯腹大，动摇水声，皮肤黑，名曰水蛊。"这些记载将肝硬化腹水疾病的腹胀大、胸腹壁静脉曲张及皮色或黄或黑等主要症状进行了准确描述，是非常符合临床实际的。

对病因的正确认识与描述

临床上，由不同肝炎病毒引起的病毒性肝炎等肝脏疾病是出现黄疸和鼓胀的主要原因。中医学虽然未能直观了解和认识肝炎病毒的实质，但其有关温热病和传染病的理论与实践却有着极其丰富的内涵，许多论述和记载可与现代医学互为印证，为我们进行肝病中医病因研究提供理论依据。两千多年前，《内经》中就对某些传染病的病因及发病规律有明确的认识和阐述，“五疫之至，皆相染易，无问大小，病状相似”，形象地描述了传染病的发病特点。明清温热病学的兴起，更使传染病的病因学、发病学、防治学达到了新的高度。吴又可创“杂气”致病学说，他在《瘟疫论》一书设专篇论及“杂气”是“乃天地间别有一种异气”，瘟疫等传染性疾病正是由于这种“杂气”所引起的。他阐明“杂气”作为一种特殊的传染性致病因子具备以下特征：

物质性：吴又可认为“杂气”作为致病因子首先是物质性的，可采用药物制服。《瘟疫论》中写道：“杂气……无象可见，况无声无臭，何能得睹得闻。”但是，它又确实是客观存在的物质。他肯定地指出：“夫物者气之化也，气者物之变也，气即是物，物即是气……夫物之可以制气者药物也。”

致病性：《瘟疫论》说：“至于一切杂证，无因而生者，并皆杂气所成”，并指出“杂气”致病“不可以年岁四时为拘，……或发于城市，或发于村落。”充分提示“杂气”的致病性与致病的广泛性。

传染性：吴又可明确指出：“其年疫气盛行，所患者重，最能传染，即童辈皆知其为疫。至于微疫似觉有无，盖毒气所钟有轻重也。”这里所言“疫气”与“毒气”在概念与实质上均属“杂气”范畴。

致病的特异性：“杂气”致病的特异性主要体现在两个方面：一是不同的“杂气”可以导致不同物种的疾病，人类疫病和动物瘟疫不同。二是不同性质的杂气侵犯人体不同的脏腑经络，导致不同的疾病。如《瘟疫论》所说：“……人病而禽兽不病，究其所伤不同，因其气各异也，知其某气专入某脏腑经络，专发为某病，故众人之病相同，非关脏腑经络或为之征也。”

潜伏性：吴又可明确指出：“瘟疫之邪，伏于募原，如鸟栖巢，如兽藏穴，营卫所不关，药石所不及，至其发也，邪毒渐张，内侵于腑，外淫于经，营卫受伤，诸证渐显，然后可得而治之。方其浸淫之际，邪毒尚在募原，必待其或出表或入里，然后可导引而去，邪尽方愈。”这段论述明确提出作为传染性之瘟疫邪毒侵入人体后，可在某一部位潜伏，这一阶段往往无证可辨，无药可投，及之发病之后，诸证渐显，才能因势利导，祛邪务尽。这一过程与乙肝病毒侵入人体后的发展规律亦颇相近。

总之，“杂气”学说有关传染性疾病的理论具有很高的科学性，从这些理论中我们可以获得这样的启示：“杂气”作为一种传染性致病因子虽然并非等同于肝炎病毒，但其发病与肝炎病毒之感染人体确有颇多吻合之处。肝炎病毒也可以看作是一种“杂气”而有选择地为害人类及灵长类动物，感染人体后专入肝脏，或使人体处于病毒携带状态，或造成发病而表现为黄疸，甚至发展为鼓胀。

具体到黄疸的病因，古人已认识到疫毒、杂气等传染性致病因子是黄疸的主要原因。《沈氏遵生方》说：“有天行疫疠以致黄者，俗谓之瘟，杀人最多，且蔓延亦烈。”说明疫毒引致黄疸不但具有很强的传染性，且变化迅速，病多危重，这与现代医学重症肝炎所出现的黄疸是十分吻合的。古人还认识到过度饮酒也是黄疸的主要原因，《金匮要略》对黄疸分类专设酒疸一项，《诸病源候论》也说：“凡诸病疸者……皆由饮食过度、醉酒劳伤，脏腑不和……发为黄疸。”临床所见，酒精性肝损伤所致之黄疸确实十分常见。

鼓胀的原因虽多，但纵酒无节、虫毒、黄疸、积聚失治则是该病的主要原因。《景岳全书》说：“少年纵酒无节，多成水鼓”；《诸病源候论》说：“此由水毒气结聚于内，令腹渐大，动摇有声……如似肿状，名水蛊也”。按《说文解字》解释：“蛊，腹中虫也，从虫从皿”，说明古人已经认识到水肿多属虫疾为患；《医门法律》：“凡有癥瘕、积块、痞块，即是胀病之根，腹大如箕，腹大如瓮，是名单腹胀。”这些关于病因的阐述是非常真实而科学的。临床所见，肝硬化腹水的主要原因确为酒精、血吸虫及以脾肿大为主要表现的特发性门脉高压等。

对疾病预后的正确判断

《伤寒论》说："伤寒七八日，身黄如橘子色，小便不利，腹微满者……"指的是在发热几天以后，才出现黄疸。而对黄疸的消退时间和预后，《金匮要略》指出："黄疸之病，当以十八日为期，治之十日以上瘥；反剧，多难治"；朱丹溪则认为"时行疫疠，亦能发黄，杀人最急"，指出了此类黄疸变化迅速，病情凶险，预后多差。

对鼓胀的预后，《沈氏遵生书》说："空胀烦躁漱水，连忘惊狂，…绝难治"；《医宗金鉴》说："腹胀身热，阳黄胀也，若吐、衄、泄血则亡阴矣"。临床所见，腹水病人如出现肝性脑病等精神症状及伴发出血多预后不良，常常危及生命，与古人的描述是一致的。《得效方》中则认为："若脐心突出，利后复腹急……不治"也是符合临床实际的，患者出现脐疝多为顽固性腹水，预后多不良。

对肝病治法的科学确立

对肝病的治疗，《内经》首创甘缓、辛散、酸收三大治法。《金匮要略》指出："肝之病，补用酸，助用焦苦，益用甘味之药调之。"后世医家在实践中不断创立新的治法，如李冠仙治肝十法，王旭高肝病三十法等。这些治疗原则符合中医对肝病的认识、符合肝病的临床实际，至今仍有重要的临床指导意义。有些治法与药物与现代医学竟然也有许多的契合点，例如现代医学从酸味药五味子中提取联苯双酯，从甘味药甘草中提取甘利欣，这些都是主要的保肝药物。这是偶然的巧合还是科学超越时空的碰撞和交融？张仲景创立的治疗黄疸的专方茵陈蒿汤，至今仍为临床所常用。以此方制成的中药新药茵栀黄颗粒良好的利胆退黄作用也已得到临床的广泛肯定，这些都充分反映了中医治法和方药的科学性与实用价值。

对于鼓胀治疗，古人不但创立了众多利水消肿的治法与方药，尤为难能可贵的是，中医学典籍中很早就有穿刺放腹水的记载。《灵枢》曰："徒水，先取环谷下三寸，以铍针针之，已刺而筩，而内之，入而复之，以尽其水……间日以针刺之，筩尽乃止。"《肘后备急方》中提到："若唯腹大，下之不去，改针脐下三寸，入数分，令水出孔合，须臾腹减乃止。"以上记述都证明古人不仅早已发明了放腹水法，而且对穿刺的部位、间隔时间和进针深度都提出了符合实际的具体要求。

对肝病生活调养的科学主张

中医学历来重视病后调养，对黄疸、鼓胀等病都提出了非常科学的调养原则与方法，至今仍不失指导意义。金代张从正在《儒门事亲》一书中举过一个十分生动的例子："周黄刘三家，各有仆病黄疸，戴人曰：仆役之职……恐难调摄，虚费治功。其两家留仆于戴人所，从其饮食。其一仆不离主人执役，……果两仆愈而一仆不愈。"这个例子充分说明了适当休息对黄疸预后的重要意义，这与西医学所主张和强调的肝炎病人必须卧床休息的要求是完全一致的。

而对鼓胀，中医学则强调严格控制盐的摄入。朱丹溪说："却盐味以防助邪"，李梴在《医学入门》中则强调"更断盐酱"，清朝陈士铎在《石室秘录》一书中告诫人们："……然必禁盐，三月后可渐渐少用矣。即秋石亦不可用。"这里将秋石与盐同样对待，这是非常科学的。因为古人习惯用秋石代盐，近代研究秋石亦主要含氯化钠，故亦不宜用。

此外，中医学还认为，过度饮酒为鼓胀之重要原因，因此，主张鼓胀病人应绝对戒酒。

以上这些真实的例证使我们认识到，中医学对肝脏生理功能及病理变化的认识乃至治疗方法的应用绝非凭空臆想，而是建立在解剖学和长期的临床观察和实践基础之上的，是符合肝病生理病理变化规律的，是科学的，是来源于医疗实践的，已经形成了一个系统完整科学的理论体系，只是因为受到历史条件的限制，其走的路程更长了一些、时间跨度更大了一些而已。这种科学性是我们今天用中医理论与方法治疗现代医学肝脏疾病仍然适用并可收效的理论基础和实践依据。目前，我国80%以上的病毒性肝炎患者接受过和正在接受中医药治疗，中医药在肝病防治等诸多领域都发挥了现代医学所难能替代的重要作用。

这些例子足可以窥斑见豹，使我们真切感受到中医学真实的科学属性。我们将中医学中的科学实例与现代医学的相关内容进行对照与比较，决不是以现代医学标准来衡量中医，而是为了进一步使我们感受古代医学家的理性和智慧。科学是可以超越时空的。中医学的发展也是经过实践—认识—再实践最后上升到理论的过程，只是运用了不同于现代科学的认识与阐释方法而已。

肠炎

腹泻半月，偶有腹胀。

廣木香9g 當归12g 杭芍15g

甘草3g 川连6g 扁豆30g

焦山楂30g 防風9g 葛根15g

椿根白皮15g

水煎二次共兑为400~500ml

早晚二次或早中晚三次温服

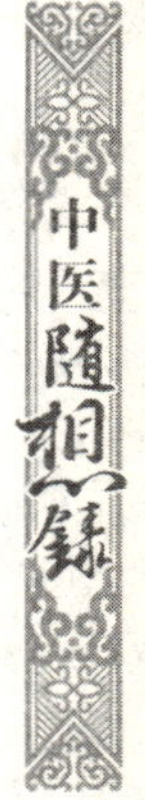

作者处方手迹：肠炎，腹泻半月，偶有腹胀。广木香9克，当归12克，杭芍15克，甘草3克，川连6克，扁豆30克，焦山楂30克，防风9克，葛根15克，椿根白皮15克。水煎二次共兑为400~500ml，早晚二次或早中晚三次温服。

不应忽视中医的经验和民间属性

近年来，理论界和学术界对中医属性的讨论热点主要是中医的本质属性如医学科学属性、哲学人文属性等，而对于最能体现中医特色的形式属性如经验属性和民间属性则有所淡忘和忽略。充分认识中医的经验和民间属性对于明确中医发展方向、传承中医学术、制定中医政策、调整工作思路都具有十分重要的现实意义，我们应该给予足够重视。

中医产生于临床实践，成熟于经验积累

有人曾称中医为“经验医学”，这一称谓虽非准确，但也确实从某一侧面反映了实践和经验对中医学的重要性。因为，经验医学的特点就是它的长期的实践性，中医学的产生和不断完善与发展就是历代医学家长期医疗实践的结果，没有哪一门科学像中医学这样更为重视和依赖实践的作用。

对于中医学的起源，据史书记载：“神农尝百草，始有医药”，

“氏有疾病，未知药石，炎帝始味草木之滋，尝一日而遇十毒”，“帝使岐伯，尝味草木，典至医药、经方、本草、素问之书咸出焉”，这些记述都生动地反映了中医学的起源和人们认识药物的实践过程。

在中医两千年的发展历程中，正是由于历代医学家在长期的医疗活动中勤于实践、勤于思考、勤于总结，才不断由经验上升到理论，又反过来指导实践，经过实践——认识——再实践——再认识的过程，使中医学形成了完整的理论体系，并逐渐分化为门类齐全的不同学科，如本草学、针灸学、内科学、疮疡科、骨伤科、五官科、妇科、小儿科等。从这些学科的文献中，我们可以系统领略历代医学家的学术思想和理论成果，而更多地则是感受和体会他们丰富的实践经验，如对病症的总体把握，对方药的具体应用等。纵览历代医籍，所载录的主要内容也是古代医学家诊疗各科疾病的经验。

古人有言：“熟读王叔和，不如临证多。”此确为经验之谈。缺乏临床实践的过程，没有长期的经验积累，就不可能真正领悟中医学的科学精髓。这就是为什么一些理论家虽然满腹经纶，甚至著作等身，名满天下，却不一定能开出一张合格的处方的原因所在。其原因在于，他们对中医的认识多是概念化的，是概念中医而非真实中医，“纸上得来终觉浅”，离临床实际还是有很远距离的。一般来讲，临床实践的时间越长，积累的经验也就越多，诊疗就越准确，临床疗效也就越好，中医的优势也就容易得以发挥。这也正是人们找中医看病往往愿意找“老中医”的道理。

现代医学对疾病的治疗都有相对固定的方案，多数情况下，只要诊断明确，医生只需照单开药即可。如对某一疾病的治疗，教授和实习医生所开的处方药物可能完全相同，在疗程、剂量及用法等方面更是同出一辙。中医则不然，中医是医生用经验和智慧在对治法和药物进行选择、组合及调配。因此，临床上对相同的病证，不同的医生由于学识悟性及经验多寡的差别，可能会开出完全不同的方药，这也正是中医个体化诊疗特色的真实体现。

肯定中医的经验属性，可以使我们进一步认识到：对中医学而言，经典理论是重要的，而实践经验更是不可或缺；理论给我们宏观的指导，而经验则给我们具体的借鉴；基础研究是重要的，经验积累亦不可少，基础研究可以帮助我们寻找中医的科学实质，而临床经验的积累则有助于我们更好地认识疾病的证治规律。一病一证，一方一药，得失成败，真实而具体，实践获得的结论也许具有更为现实而普遍的意义。而对于中医教学，院校教育是重要的，而师承教育则更有利于经验的传承，二者是互为补充、不可或缺的。

肯定中医的经验属性，使我们深切地感到对于中医工作者特别是广大的临床工作者来说，要格外看重和珍惜临床实践过程，细心体察，认真领悟，科学验证，勤于总结，不断积累经验，切实提高诊疗水平和临床疗效，这才是中医生存和发展的根基所在。中医行政主管部门则应该牢固树立中医“实践第一，经验至重”的理念，在人才选拔与使用方面要建立科学合理的机制，在制定选拔条件时要既看学历也看经历。将临床经历特别是能否用中医的理论和方法治病、治好病，将能全面反映临床医生的经验和水平的门诊量、病人满意度等作为重要的考核指标，彻底改变目前科研奖项重于一切的现状。

从某种意义上说，中医学真正的瑰宝有时可能就在某位中医老先生的经验里，也可能浓缩在某一位中医临床工作者所开出的处方里。

中医发端于民间，扎根于民间

我们说中医具有浓厚的民间属性，首先是因为中医原本发端于民间，与人民群众的生产实践密不可分，是广大劳动人民与疾病斗争的经验总结。中医学的主要理论和实践无不汲取大量的民间智慧，其形成与发展都深深地烙着我国农耕文明的印记，是中国农业文明的产物。中医药广阔的服务天地在民间，众多的服务对象也在民间，中医所应用的植物药、动物药、矿物药也主要来自天然和农业生产。中医的根是深深地扎在民间的。中医科学的内涵、朴素的形式、简单的方法在民间得到了最充分的体现。中医往往不需要大型仪器，不需要复杂设备，一根针、一把草、一贴膏药、一个手法，往往即可药到病除。这些简便易行的治疗方法，具有平民化、大众化色彩，是真正意义上的平民医学。

其次，民间蕴藏着极其丰富的中医独特的治疗方法、治疗经验，蕴藏着大量的效方验方。这些方法与验方或来自师承，或来自家传，专门治疗某病某证，方药相对固定，针对性强，疗效确切，具有较强的实用性和可重复性，对常见病、多发病、传染病及季节病的治疗发挥着不可替代的作用。丰富多彩的民间疗法和单方验方是中医科学财富的重要组成部分。

其三，我国有一支庞大的民间中医队伍，有众多的民间中医医疗机构。有人统计我国各类各级民间中医医疗机构约占全国医疗机构总数的15%以上。全国有民间中医近40万人，他们分布在广大农村地区和城镇街道。他们生活在百姓之中，为群众提供最直接的中医药服务。他们中间不乏优秀的中医人才。他们可能学历不高，没有职称，甚至半耕半医，但他们对某些疾病的治疗却可能有妙方、有奇招、疗效好，深得群众信任。他们治病的地点可能在简陋的农村和社区诊所，甚至地头田间，他们的处方有时会开在一张废旧的纸片上，但这些丝毫也不能降低处方的科学性和实用价值。有调查显示，民间中医提供的医疗服务中，中医药服务量的比例在95%以上。民营中医专科医院提供的中医药服务比例也在90%以上，而公立中医医疗机构提供的中医药服务的比例占不到40%。因此，近来有人提出“民间中医药是中医药事业复兴的希望所在，民间中医是复兴中医药事业的主力军”。此言实不为过。

民间中医的发展现状和对策

应该看到，当前在广大农村和城市社区中，中医的普及和发展还很不均衡，基层中医机构人才匮乏，资金短缺，很多有一技之长的民间中医难以合法行医，基层中医在任职资格获取、职称晋升等许多方面都受到很大限制。基层中医机构学术平台低，发展机遇少，目前又没有制定出相应的优惠政策，难以吸引高层次人才，使中医队伍建设步履维艰。

肯定中医的民间属性，我们必须牢固树立中医这棵大树只有扎根民间才能枝繁叶茂的观念，做到目光向下，关注基层，支持民间中医事业发展，发挥民间中医的巨大作用。当前，应主要从以下三个方面入手。

首先，建设一支热爱中医，扎根民间，服务大众的中医专业技术队伍，根据目前民间中医的实际情况，制定特殊政策，放宽准入标准，吸纳确有一技之长的民间中医到基层各级中医医疗机构从事中医临床工作；要采取集中培训、进修学习等方式不断提高民间中医的理论水平和专业技能，提高民间中医队伍的整体素质。要采取优惠措施，吸引中医院校毕业生到农村医疗机构工作，在人才录用、工资待遇、职称晋升、业务培训学习、学校交流等方面提供优惠条件，这样既拓宽了他们的就业渠道，又能充分发挥他们的聪明才智。

其次，要支持多渠道、多方式办医，鼓励民间中医在乡镇和城市社区创办个体中医诊所或专病医院，使群众就近享受中医服务，从而

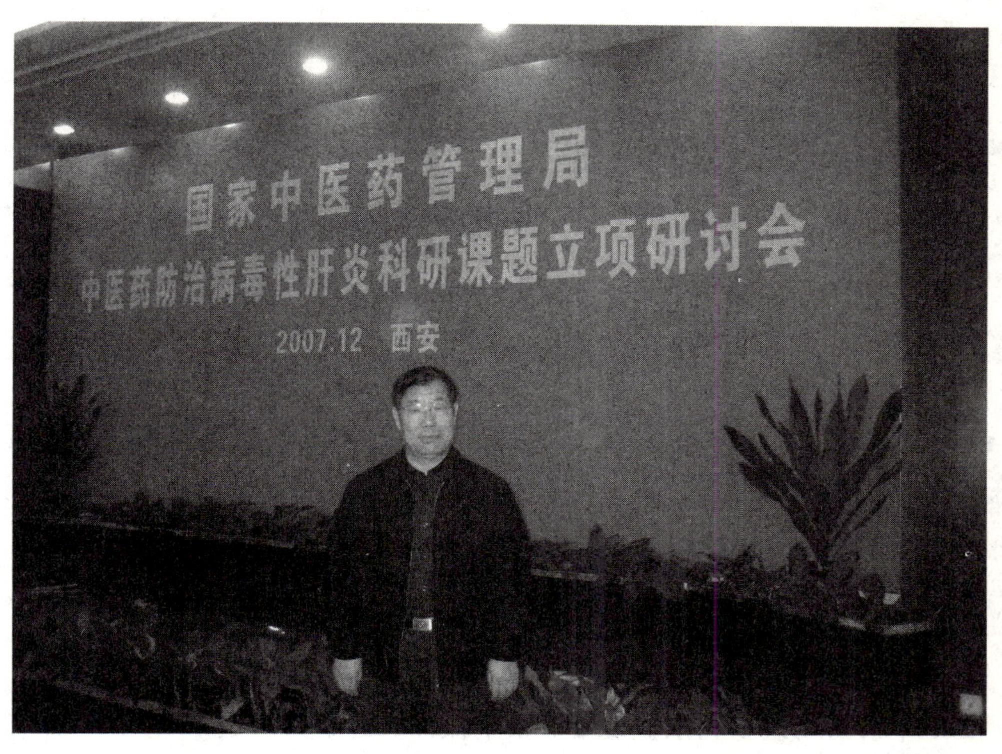

2007 年作者在西安参加国家中医药管理局中医药防治病毒性肝炎科研课题立项研讨会

充分调动民间中医的积极性，做到人尽其才。

其三，高度重视民间验方、特殊疗法、特殊制剂的搜集整理工作。要充分认识到，民间验方和特殊疗法是中医宝库中真正的瑰宝，应当深入挖掘、广泛搜集、科学验证、系统整理、推广宣介、扩大应用，切实让民间验方和特殊疗法发挥其独特的作用。要上下结合，统一布置，科学规划，要作为国家重大课题立项，要有充足的经费投入，要以病为纲，以证为目，在预定的时限之内，完成绝大部分疾病的验方、效方、特殊疗法和制剂的搜集和整理工作，在科学验证的基础上，逐渐推广应用。

中医学的特色与优势

特色和优势是中医真正的生命力所在。中医的很多优势是通过中医特色体现出来的，因此保持中医特色是发挥中医优势的重要途径，也是中医学术进步和事业发展的根本保证。

从某种意义上说，正是中医固有的特色承载了中医学独特的理论体系，体现了中医方法学、疗效学、卫生经济学、诊疗依从性等诸多方面的优势。因此，在大多数情况下，中医特色与优势常常是相辅相成、密不可分的。我们现在所说的保持和发扬中医特色主要是指学术层面上的，从总体而言，主要表现在以下若干方面。

独特的理论体系——强调整体观念，注重宏观调控

中医学认为，人体是一个不断运动着的有机整体，各脏腑、组织、器官在生理上互相联系，病理上互相影响，局部病变可影响全身，全身病变可以反映于局部，即所谓“有诸内必形诸外”，这是人体本身的整体观。中医学还认为人生存于自然界，季节、气候、昼夜、晨昏

及地域环境等的差异都对人体健康和疾病产生着极为重要的影响，这是人与自然统一的整体观，即“天人合一”。人生活在社会中，社会因素和人文环境与人的健康和疾病关系极为密切，这是人与社会的整体性。基于这样的理论，中医学从整体观出发，诊治疾病注重宏观调控，追求综合疗效，强调适应自然环境，主动改善自然条件，建立合理的生活方式，要求适应社会，努力创造良好的人文环境与和谐的氛围，以保持人的心理与身体健康。

如果说现代医学更多关注的是人体的疾病，而中医学则是既关注具体的病，又全面认识、综合调治患病的人。所针对的目标，所追求的疗效往往是整体的、综合的，既有疾病的改善和康复，又有全身状况的好转与生活质量的提高。中医学的整体观念符合医学模式由单纯生物医学模式向生物－心理－社会医学模式的转变，也符合当前疾病医学向健康医学理念的转变。

强调微观识病，重视具体调治

整体观念、宏观调治一直被认为是中医的重要特色与优势，这一理念作为中医学主要的指导思想，对中医学的学术发展产生了极其深远的影响，这一点是毫无疑问的。

与此同时，中医学作为一门医学科学和防病治病技术，针对人和疾病两个目标都是自然的、实际的、具体的，中医历来更为强调微观识病，更为重视具体施治，这一理念和思想一直贯穿于两千多年来的中医临床实践，而这一特色和优势都一直被人们淡化、忽略甚至遗忘了。

中医以望闻问切四诊为诊查疾病的主要手段，这一诊查过程要了解、观察和掌握各种不同疾病的每一细微变化。如对舌象的观察，舌体胖瘦、舌体形态，舌苔厚薄、颜色润燥与腐腻；对脉象要分辨脉体、脉率及部位；小便要分清、浊、白、黄、赤等不同；痰液要看稠、稀、黄、白或带脓血；面色之红润、皖白、紫黯、萎黄等等。医生就是根据这些微观变化来对病症做出诊断，对病症的性质、轻重、久暂、深浅、部位做出判定，从而确立相应的治法，选择不同功效的方药组合，或施行针灸、手法治疗。

以痢疾为例，中医治疗痢疾先辨痢色：痢下白色或带黏冻属寒、属气；白而为脓者属热；痢下赤色或纯血鲜红者属火、属血；赤多白少为热，赤少白多为寒；痢下紫黑色为瘀血等等，观察细致入微。在治疗上湿热者予清热利湿、行气导滞法，用芍药汤；寒湿者治以温化寒湿，予胃苓汤加温化药等。

又如鼓胀，中医多以气血水三鼓区分，各有特点：腹大，叩之如鼓，朝宽暮急为气鼓，治以行气利水；腹胀大，如囊裹水，下肢肿按之如泥为水鼓，治以温阳利水；腹胀大，消瘦，胸腹壁青筋暴露，或见蟹爪纹缕为血鼓，治以活血利水等等，真实而具体。

中医学历来强调从这些细微变化中，探求疾病规律，施以具体治法与方药，立法、组方、用药都是针对这些具体病变的，每法都有具体作用，每一方都有实际功效，每一药都有各自真实的性味归经、功效主治和适应证候。黄痰用川贝，白痰用浙贝；尿黄用竹叶，尿血用小蓟；便脓用白头翁，便血用地榆，便秘用大黄，腹泻用扁豆等等。法有所对，药有所指。中医学真正的疗效学优势正是主要在于强调微观识病，重视具体施治这一理念指导下取得的，在疾病治疗过程中，治法丰富多彩，方药灵活变通，几乎对疾病的所有细微病变都有明确针对，这也正是现代医学所难以具备的。

强调治未病，重视疾病预防

中医学历来强调治未病，重视疾病预防。《淮南子》提出：“良医者常治无病之病，故无病，圣人常治无患之患，故无患也。”《素问·四气调神大论》也说：“圣人不治已病治未病，不治已乱治未乱……”这种无病早防，有病早治的理念具有很高的科学性。中医学认为，一个好的医生应通晓养生之道，能够帮助人们建立起合理的生活方式，以减少疾病的发生机会。中医学提出了调精神情志、避惊恐喜怒、忌忧伤怒思、调饮食五味、慎起居、适劳逸、选择居处环境等主张，并进行药物预防和人工免疫来预防疾病。历代医家还在实践中创立了气功、导引、五禽戏、太极拳、八段锦、易筋经、中草药预防疾病等健身防病方法，为促进民众健康及预防医学的进步作出了重要贡献。

中医学认为，疾病发生之后是有一定的传变规律的，一个好的医生要熟悉和掌握这些规律，采取积极有效的措施，以防止疾病的进一步传变和发展，促使其发生良性逆转。如《金匮要略》所言“见肝之病，知肝传脾，当先实脾”，《内经》提出：“故善治者治皮毛，其次治六腑，其次治五脏，治五脏者半死半生也”。这些论述都强调有病早治，防止疾病传变，从而改善疾病的预后。

中医学重视疾病预防，提倡无病早防、有病防变的科学理念和方法至今仍具有十分现实的指导意义。

独特的诊疗方法

辨证论治是中医学诊治疾病的基本原则，是中医学对疾病独特的思维方式和诊疗方法。证是疾病在发展过程中某一阶段的病理概括，包括病因、病位、性质、邪正关系、病变实质及相应的临床表现等。辨证的过程，是通过望闻问切四诊采集的资料，进行综合分析，判断确定为某病某证，然后有是证用是药，据证立法，据法组方，按方选药，形成理法方药完整的诊疗体系，是理论与实践结合的具体体现。

辨证论治可以最大限度地实现宏观调控的目的。因为“证”既反映局部病变，又反映全身状态，对证而立法组方进行的治疗对病因、病位等都有较强的针对性，因而最有可能获得较好的综合疗效。

辨证论治的又一大优越性在于可以最大限度地发挥治疗的灵活性。按照有是证用是药的原则，可以异病同治，也可以同病异治，可以极大地丰富临床治疗学的内容。同一疾病可因临床证候不同而采用不同的治法和方药，而这也恰恰适合疾病不同阶段和不同环节的治疗需要，在疾病的不同阶段、不同环节，可采用不同的治法与方药，也更适宜于个体诊疗方案的制定，而这常常是西医学有时所难以做到的。

辨证论治还可以作为某些疾病的最好的对症治疗。因为包含了患者症状与体征的中医证候是最直接的辨证依据，因此，中医治法对主观症状与客观体征针对性更强。如理气消胀、和胃止痛、利胆退黄等治法，就是具体方药的消胀、止痛、消食、镇静、退热、利水等功效达到消除症状体征的目的，因此，辨证论治在某种意义上可以视作某些疾病之最好的对症治疗，这也是西医学所难以替代的。如对乙型肝炎的治疗，西医强调病因治疗，即抗病毒治疗，而乙型肝炎的许多症状与体征在许多时候并不因为病毒指标的改善而减轻，施之以辨证论治则有可能使这些症状与体征得以改善和消除。这样的时候，西医中医同治，优势互补，有利于达到医生与患者共同期望的客观指标与主观症状的同步改善。

鲜明的治法学特色

中医鲜明的治法学特色主要体现在中医学独特的总体治疗原则、具体治法和外治手法三个层次。首先，中医治法学从总体上设立三大原则，即扶正与祛邪、正治与反治、治标与治本。根据不同的情况，分别轻重、缓急、先后，以此三大原则统领具体治法的确立。以扶正与祛邪而言，根据正气与邪气的关系，可先扶正再祛邪，也可以先祛邪再扶正，也可以二者同时进行。这一原则充分兼顾了外邪和内在因素，具有很高的科学性。正治与反治也具有十分科学的内涵，“坚者削之，客者除之，劳者温之，结者散之”均为正治法，而“热因热用，寒因寒用，塞因塞用，通因通用”为反治法。所谓反治是指治法与表象趋同，在实际上仍然是正治，如塞因塞用之塞实际上是因虚之塞。治标与治本应用就更为广泛，如病毒感染性疾病，病毒是病因为本，症状表现为标，祛除病毒是治本，改善症状是治标，症状严重时可先治其标，再治其本，病毒活动时可先治其本，再治其标，也可标本兼顾。有了这样的大思路，具体的治疗方法就容易确定了。

其次，在总体治则的指导下，根据不同疾病和疾病的不同环节、不同阶段、不同性质、不同程度、不同表现、不同体质，不同环境等，再分别制定具体的治法，如清热解毒法、活血化瘀法、健脾止泻法、疏肝理气法、镇静安神法等，这些治法是针对具体疾病和表现的，既可单独应用，如辛温解表法；又可合并应用，如清热解毒法与凉血活血法合用，来治疗血热毒盛证；治法的确立完全依病情需要而定。

近年来，大量的研究证实，中医治法学具有十分丰富的科学内涵，如活血化瘀法对微循环的改善，益气养阴法对免疫功能的调节等都已经得到临床和实验研究的证实。各地在临床实践中还根据疾病谱变化和治疗目标的转换，不断创立了许多新的治法，大大丰富了中医治法学的内容。合理的治法在改善和消除包括症状和体征在内的中医证候的同时，还对现代医学疾病的许多病变实质发挥相应的治疗作用，从而促使疾病向愈。

其三，在以上总的治法学原则的指导下，中医学还创立了许多具体的治疗手段，如手术、砭石、针灸、熨法、熏蒸、按摩、导引等，这些主要表现在技术层面上的治疗方法丰富而独特，真实而具体，简便易行，疗效确切，是中医学真正的瑰宝。

独具特色的方药配伍——君臣佐使

中医疗效的取得不是单味中药药效相加的总和，而是通过中医组方的整体取效、相关奏效和中介调节的复杂机理来实现的，而中医“君臣佐使”的配伍原则恰恰可以适应这一要求，从而保证了临床疗效的获取。根据这一原则，按照中药的性味归经、功效主治、用法用量、配伍禁忌等进行药物选择和配伍，使组方的治疗作用、协同作用、反佐作用都充分发挥，保证中药复方真正达到增效、减毒、纠偏的效果及目的。实践证明，这一原则是科学的。

临床疾病的治疗有时往往需要针对若干目标和治疗环节，而每一目标和环节又都有主要矛盾、次要矛盾、兼有矛盾；有时需要清除病因，有时需要减轻证候，而在多数情况下病因并非单一，证候更是纷繁复杂。通过君臣佐使的方药配伍，可以使整个方剂形成有机的整体力量，来针对和解决不同问题，使治疗主次有别、先后有序。同时，君臣佐使的配伍还在很大程度上减少和避免了不良反应的发生，从而使处方的安全性得到保证。

独特的疗效优势

中医以辨证论治为基本诊疗方法，以证候作为治疗的针对目标。根据周东浩先生对证候概念的界定，即“能反映机体自稳调节紊乱所致的相对稳定的生命系统异常状态实质的特征性的、具有内在联系的各种症状、体征以及各种检查结果的总和”，中医学独特的疗效优势首先体现在改善和消除中医证候包括现代医学疾病的症状和体征方面。症状疗效是中医学的优势，症状和体征是中医辨证立法组方用药的主要依据，如理气止痛、和胃消食，利胆退黄等治法方药，因为目标集中、针对性强，所以更易收效。这些针对症状体征的切实功效也正是中医学适应治疗目标转换、治疗现代医学疾病的疗效学基础。

其次，中医治疗常常不仅仅追求某一指标的改善，而强调综合疗效。实践证明，中医疗效的体现往往是整体的、综合的，有时还表现为双重或多重疗效，在治疗某一环节的同时，其他环节也会相应得到改善。

此外，20 世纪 80 年代中期 WHO 提出了对人的主观生存质量的测定及其概念化以来，大量研究认为生存质量是“患者个人主观的对自己健康状况和生活的非医疗方面的认识”，中医药在改善主观生存质量方面的作用是西医的疾病医学的医疗观要求的化学物质的直接对抗、补充的疗效观所不具备的，因此也更符合健康生态医学的疗效要求。

中医药治疗还在对抗肿瘤化疗的毒副反应、增强术后体质、减少临床耐药的发生、防止疾病复发、巩固疗效等方面发挥积极的作用，针灸镇痛和麻醉的效果，推拿导引对肢体功能的康复作用等也日益受到人们的重视与肯定。许多中医治法与方药还常可以作为善后治疗之用。

中医的疗效优势还有赖中医方药的众多具体的作用功效，如止咳、止呕、止痒、止痛、止血、平喘、化痰、消肿、消食、化积、利水、退黄、安神、开窍、镇静、化瘀、通淋、清眩、益智、复聪、明目、消翳、利咽、通便、催乳、驱虫、利胆、退热、消痈、消胀、清眩、止泻、祛痰、通经等等，这些效能是通过中药药性的四气五味和升降浮沉等特性得以实现的。丰富多彩的治法与方药配伍保证了这些效能的发挥，大大丰富了临床治疗学的内容，许多作用功效是西医学所不具有和难以替代的。

正因如此，目前中医药已成为许多疾病难以替代的治疗方法，如慢性乙型肝炎等疾病，接受过和正在接受中医药治疗的患者已达80%以上。

丰富的药物资源

我国幅员辽阔，分布着种类众多、产量丰富的天然药物资源，包括植物药、动物药和矿物药，是中药原产量最大的国家。据全国中药资源统计，我国中药资源类有12 807种，其中药用植物有11 146种，药用动物有1 581种。全国民间草药约7 000种，占60%；民族药约4 000种，占30%；商品中药材约1 200种，占10%。这些宝贵资源的开发与有效利用，已经有悠久的历史，也是我国医药学发展的物质基础。几千年来，中药作为防病治病的主要工具，为保障华夏民族的健康和繁衍发挥了重要的作用。我国疆土辽阔、气候复杂多样，为野生中药材的生长创造了有利条件，加之水平和垂直分布的特点，逐渐形成了与当地气候和地理条件相适应且具有自身特有品质的川药、广药、贵药、怀药、浙药、关药、西药、南药等道地药材。随着社会经济与人类保健事业的发展，中药越来越受到世界各国的关注和重视，近年来，亚洲和欧美国家等对中药的认可和接受程度日益提高，为中医药走向世界发挥了重要作用。丰富的药物资源是中医药的主要优势之一，为新剂型研究、中药提取物制剂研究和中药新药研制都提供了可靠的物质基础。随着中医药事业的发展，中药的作用领域必将日益扩大，必将为人民的卫生健康事业作出更大的贡献。

系统科学的养生学理论与方法

养生学是中医学的重要组成部分。在中医学这个大宝库中蕴藏着极其丰富的养生保健的内容，其系统完整的理论体系和形式多样的养生方法，具有很高的科学性和实用性，不仅对中华民族的繁衍生息发挥过巨大作用，至今仍有其现实的指导意义，受到我国和世界人民的重视。日本人富田道夫曾称中医学为“养生医学”，可谓中肯之言。

在精神养生方面，中医主张豁达开朗，乐以忘忧，淡泊宁静，清心寡欲，喜怒有节，不妄作劳，省思少虑，定志宁神，避免惊恐与伤悲，重德修身。在饮食养生方面，中医学提出食宜清淡，调配适宜，按时节量，寒热适宜，清洁卫生等原则。中医学心身两方面的养生内涵丰富，观念超前，具有很高的科学性。

中医学倡导善养生者应当顺应四时，起居有常，安卧有方，顺应自然，讲究卫生，更要劳逸适度，选择和调适居住环境，坚持体育锻炼和适量劳动等一系列符合人体养生保健的原则和方法。

中医养生学的一个基本宗旨就是“长寿求己”观，正如唐朝人施肩吾在《修仙辞》中所说：“丹田自种留岁月，玄谷长生续命芝，世上漫忙且漫走，不知求己更求谁。”这种长寿求己观具有积极的意义，符合养生原则和要求。在科学高度发达的今天，人们的生活节奏日益紧张，社会竞争日趋激烈，要保持健康的身体就必须掌握正确的养生保健方法，而中医养生学的理论和方法给我们提供了科学实用的指导和借鉴。

除以上优势之外，在大部分情况下，对大部分疾病而言，中医药治疗相对价廉，具有一定的经济学优势。对于需要长期治疗的慢性病患者和贫困患者，中医药因其经济性而更为适宜，他们因此可以坚持较为长期的治疗。同时，中医药治疗方法如汤剂、中成药及针灸、推拿等相对简便易行，对某些疾病疗效较为确切，更易为广大患者所接受，绝大部分患者都有较好的治疗依从性，保证了治疗的正常进行，从而较易达到治疗目的。

中医的特色与优势是体现在多个方面的，这些特色与优势是在中医学长期的发展过程中自然形成的，较好地反映了中医学自身的规律，是中医学赖以生存和发展的根基所在，我们理应很好地继承下来，并使之发扬光大。

中医学的缺陷与不足

同所有门类的自然科学一样，中医学也有自身的片面性与局限性。其中有些是由于中医学产生和发展过程中的历史条件限制所决定的，有些则属于理论缺陷。中医学的缺陷与不足一是自身固有的，二是面对现代医学科学的飞速发展而日益凸显出来的。充分认识中医学自身的局限性与不足不但是我们应有的科学态度，也是中医学今后发展和进步的前提。当然，我们是用现代的发展观点和视角去看待和认识这些片面性与不足的。

诊断方法的直观笼统性

中医学在临床上通过望闻问切四个主要途径和诊查手段来获取有价值的资料，然后经过综合分析，作出病或证的诊断。从中医理论层面上看，四诊合参，综合分析，对中医证的判断与确立是可行的，也是适用的，但是，对于中医目前必须面对的现代医学疾病而言，这显然是不够的。因为这些疾病的诊断是建立在生理学、病理学、组织学、细胞学、分子生物学、免疫学、影像学、生物化学等研究基础之上的，望闻问切的观察方法就难免存在直观笼统的弊端。仅依靠人体感官获取信息，导致信息采集不足，对质的判定和量的分析能力较低，无法对病变实质作出确切的分析与判断，治疗和用药对实质病变的针对性就不强，有时难免带有一定的盲目性。例如，临床黄疸之阳黄，通过望闻问切，对肝胆湿热的判断也许并不难，但对黄疸的成因如结石梗阻、肝胆或胰腺占位、病毒性肝炎等就难以定论；对于一个胃脘痛的患者，通过望闻问切，也许很容易就可以作出脾胃虚寒、肝气犯胃、胃阴不足的诊断，但却无法明确胃炎、溃疡、胃癌等引起胃痛的根本原因所在，而这些原因才是直接影响疾病预后的关键。因此，明确这些病变实质对于采取中医辨证和其他相应的治疗措施和手段又恰恰是最重要的。毫厘之差，有时会对疾病的预后带来完全不同的结果，甚或延误病情，使患者失去治疗的机会。可见单纯望闻问切的观察方法是远远不能适应临床实际需要的。对此，我们应有清醒的认识。

辨证论治的主观随意性

证候是疾病过程中机体某一阶段整体病理状态的综合表现形式，是中医学辨证论治的主要依据，是中医学有别于西方医学的认识疾病的独特理论体系的核心内容之一。传统上，证候是通过望闻问切所获得的表观现象的思辨、规律性的分类所得到的。然而疾病证候的内在本质及其生物学基础是什么？这是中医学近几十年来虽经不断探求而仍未能获得突破的重要科学问题。

多年来不少学者在探索中医证型与某些客观指标的关系方面做了大量的工作，但至今仍未完全证明“证”与某些病变实质有必然的相关性，“证”的规范化标准亦未建立。受学识、经验与悟性差异的影响，临床医生对“证”的确立及证的量、度的判断，经常带有较大的主观随意性。患者的主诉也往往会因患者年龄、性别、职业、文化程度等个体差异，影响对疾病的感知及语言表述，使之带有很大的随意性和偏差，从而对医生的辨证和思维产生不同程度的干扰与影响。另外，有时患者的证候表现所提供的信息量严重不足。所有这些都影响了辨证的准确性。因此，“证”就难免带有表象化问题，常难以反映疾病的本质。在治疗上治法与方药对“证”而言可能是恰当的，但对病变实质却不一定有很强的针对性，疗效就会出现“证”与客观指标分离的现象，“证”消除了，客观指标却不一定改善，或某些指标虽有改善或恢复，而证却依然存在，或两者疗效都是确切的，而经验却难以经得起重复，不能推广到其他同“证”的病人身上，只能作为个案。

临床上，不但对证的认知和判断普遍存在主观随意性等偏差，在辨证用药方面更是千差万别。同一个肝胆湿热证，一百名医生可能开出一百张不同的药方，方药选择迥异，用量大小不一。这在体现临床医生用药特色与经验的同时，更使我们深为困惑：肝胆湿热证最佳的治疗方药究竟是什么？何时方能突破经验用药的藩篱达到规范用药的科学境界？同一病证，为什么不同处方都能收效？这背后的真正的机理是什么？

无证可辨的尴尬

“有是证，用是药”是中医辨证用药的基本原则，可是，临床上经常会遇到无证可辨的尴尬，在某些疾病或疾病的某些阶段可以没有任何的主观症状和外在体征，如乙肝病毒携带者就往往无任何症状与体征。无证可辨，就无法可立，无方可选，无药可用，给证治带来困难，造成“无的放矢”的局面。无证可辨并不是不需要治疗，一方面疾病是需要治疗的，一方面治疗又无法施行，使中医的作用难以发挥，所谓中医的优势也就无从谈起。

缺乏科学统一的疗效评估标准

相对于西医学而言，目前中医学尚未建立起科学统一的疗效评估标准，人们对疗效评估的原则、方法与内容也缺乏共识。特别是在疗程长短、剂量大小、调方指征、停药时机等方面，均未制定出科学可行的统一标准。临床治疗究竟应该多长时间，调方、停药的标准是什么，中医的疗程与剂量标准如何制定等，这些都作为既定问题摆在我们面前，这是医学科学的发展和临床研究的客观需要。目前各地报道的中医疗效差异甚大，总结出的经验经不起临床的检验和重复，其原因除受研究方法与水平差异的影响外，未建立起科学统一的评估标准是重要的因素。

这一问题的主要根源在于中医学术界及临床工作者对于中医药疗效的科学定位并不明了，对中医药发挥作用的主要领域、疗效体现的主要特点亦未从总体上进行探讨与把握。观念的模糊导致在疗效判定时往往出现许多偏差，如忽略中医整体疗效特点，只注重局部；忽略长期疗效与善后疗效优势，只强调近期疗效；忽略整个病程的变化规律和体质状况，只注重某些客观指标的变化等，或只按西医学对疾病或药物验证制定的疗效标准来评价中医疗效，甚至出现盲目夸大和一概否定的偏差。这些都是不全面和不科学的，都会极大地防碍科学统一的疗效评估标准的制定。

这一问题的存在影响了中医疗效的可信度，使许多经验经不起重复，对于中医学术发展和经验推介的负面影响都是显而易见的。

中药毒性问题

中药毒性问题，本草学和中药学中均有记载和阐述，对毒性的大小以及用法用量的宜忌也有明确的要求，对中药配伍可能产生的毒性，历代医学家也都有明确认识与规定，如中药配伍的“十八反”、“十九畏”等，明确提示某些药物的配伍禁忌，妊娠用药禁忌等。这些理论是科学的，至今仍对临床用药发挥着重要的指导作用。

但是从现代药理学看，中药学理论中某些看似无毒的药物甚至是滋补药，却对某些脏器有毒副作用。例如，何首乌本为滋补之药，常作为保健品入药，并常作乌发美容之用，但是临床和实验研究都已证实，何首乌能对肝脏组织造成较严重的损害，引起 ALT 升高；天花粉本为滋阴生津之药，也能造成肝脏损害；半夏、寄生、川楝子等均可引起药物性肝损伤；含有马兜铃酸的药物如关木通、马兜铃等则可引起肾脏损害甚至肾衰。这些毒副作用增加了组方选药的难度。如果说单味药的毒性还可以在药物选择时予以纠正和剔除的话，复方配伍后的药理作用就更加难以控制和掌握，这也是临床上在辨证虽然正确甚至对某些环节有效的情况下而出现另外的毒副反应如肝功、肾功损害，或潜在的负面效应等情况的重要原因。这也是目前临床医生经常遇到的困惑之一。

近年来，中药毒性问题已引起业内外人士的广泛关注，但也有人对此很不以为然。有人认为中医方剂配伍原则对中医毒性问题已有充分兼顾，对某些药物的先煎、后入或方药中配以解毒药物等措施即可以达到减毒的目的，而所谓出现中药毒性问题是由于辨证不准确、配伍不当所致。实践证明，这种观点是错误的。我们今天讲中药毒性与传统中药毒性是两个不同层面的问题，是两个不同的概念。

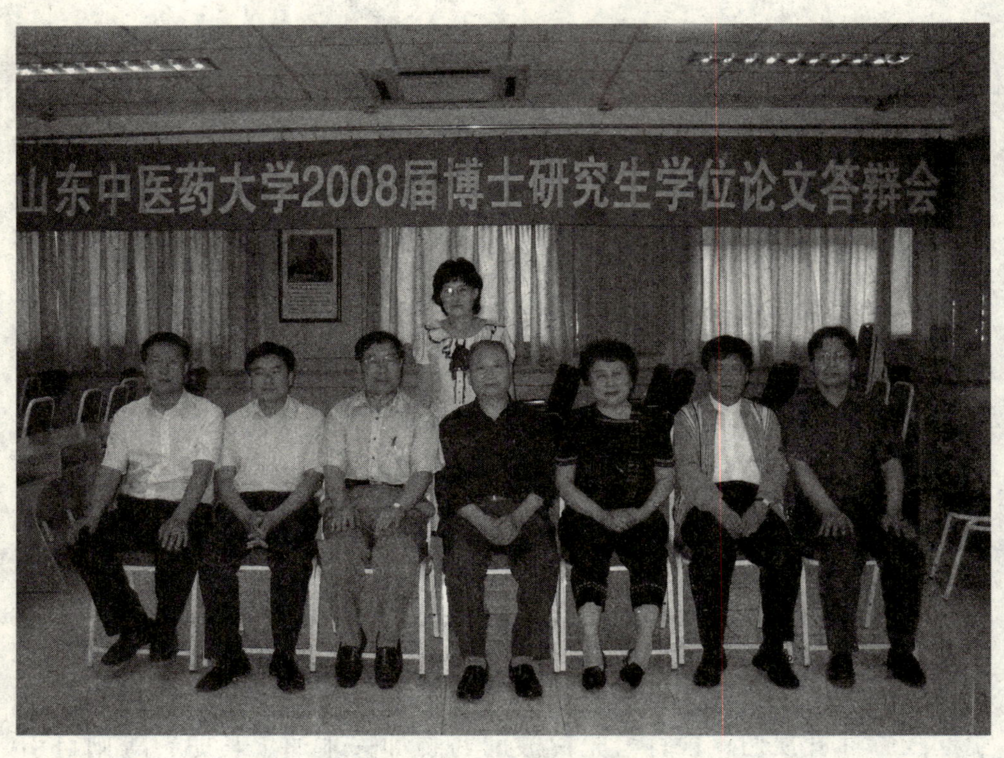

作者（左三）参加山东中医药大学2008届博士研究生学位论文答辩会，为该博士生的导师

令人欣慰的是，现代中药药理学为每一味中药都提供了可靠的药效学和毒理学结论。临床用药应该在中医理论指导下，根据不同病情，适当参考这些结论，从而避免有毒药物的应用和毒副反应的发生。实践证明，这是完全可以做得到的。

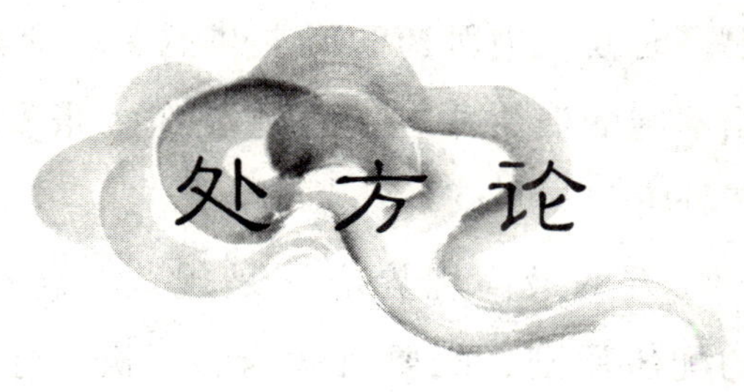

处方论

曾有人谓：临床医学在本质上是科学与艺术的结合，临床诊疗过程既需要科学的缜密与严谨，又需要艺术的灵感与智慧。在中医学尤其如此。在中医诊疗过程中，需要把握理法方药的清晰脉络，坚持君臣佐使的配伍原则，追求鲜明独特的用药特色，而这一切往往都可以在一张好的中药处方中得到最完美的体现。

整体的眼光、宁静的心灵、清晰的心路是临床工作者需要具备的三个重要素质，而每一张处方就是检验这三项素质的尺子和标准。一张好的中药处方高度浓缩了处方人的学识与经验，灵感与悟性，从而折射出科学的美丽，有时简直就是一件透着智慧灵光的艺术品。它不但给我们美的视觉享受，更通过达到的疗效使我们真切地感受到它的科学价值。

从某种意义上说，我们研读中医经典，进行临床探索，总结证治规律，进行科学研究的最终目的就是为了提高中医诊疗水平、提高临床疗效，也就是——为了开好这张处方。因为，处方是临床治疗和用药的最终落足点，处方的优劣直接关乎疗效优劣和疾病预后。因此，我们也可以说，很多时候，中医药的瑰宝并不在理论家的宏篇巨著里，也不在演讲家滔滔不绝的演讲中，而可能就在一张发黄的纸片上，就浓缩在一张张中药处方里。

我个人认为，处方的最高境界应该是规范、准确、有效、安全，要符合君臣佐使的配伍原则，既要对病因、病机、性质、证候等都有明确针对，还要通过疗程长短、用量大小来对病程久暂、体质强弱、程度轻重等进行整体调控，体现辨证论治的原则；同时，面对治疗目标转换的临床现实，还要不断融进现代科学的理念，使处方对现代医学疾病或疾病的某一阶段、某一环节、某一具体病变、某一客观指标有所针对或兼顾，更要明确处方在疾病治疗中所应发挥的治疗作用、增效作用、协同作用、减毒作用等不同疗效，要熟悉每一味中药的现代药理学结论，将其作为中药四气五味、作用功效的有益补充。只有这样，处方用药才能目标明确、合理，也才能保证疗效的取得，使处方用药既适用于中医的“证”，又针对西医的病，既有证的改善和消除，又有病的好转或康复。此外，还要加强中药复方的安全性控制，除严格掌握中药配伍“十八反”、“十九畏”原则外，还要熟悉并参考每一味中药的现代毒理学结论，提高处方的安全性。

在这样的前提下，临床医生又可将自己独到的用药经验与特色充分体现于处方之中——如药味多寡、用量轻重、疗程长短、用法选择等，从而反映出处方人的学识、经验与悟性。真正达到在实用有效的基础上体现处方特色，在符合规范的前提下反映用药风格——也许唯有中药处方才有如此独特的神韵与魅力。

古人有言，欲使临证好，先背汤头歌。纵观古今名家，先背汤头歌，尔后临证处方、积累经验、深思感悟而最终成为名家的实不少见。他们的学识与经验无一不体现于他们处方用药的深厚功力。

正因如此，方剂历来是中医学最重要的内容，也是中医学真正的精华所在。方剂学作为联系中医基础理论与临床的桥梁和纽带，历来倍受医界重视。我们不仅可以在中医经典著作中领略名方的无穷魅力，而且，中医学诞生后的两千年中，代有方书，建国后半个多世纪以来，方剂的出版、教学与研究更是盛况空前。方剂学对中医人才特别是临床人才成长所发挥的作用是极其重要和无可替代的。

在学习经方的过程中，我们深切地感受到古代医学家的聪明和智慧。他们像组装师一样，将每一味中药作为零部件进行科学组装，使之成为方剂这样一种特殊的治病武器，在与疾病斗争的过程中发挥其独特治疗作用。学习经方，我们知道了何为轻清灵透、精练简约，我们了解了何为厚重平实、量大力专。经方给我们的启迪是无限的。

使我们仍感遗憾的是，综观各类方书，多为介绍历代经方，近几十年来我国中医、中西医结合临床实践中不断创立的新治法、新组方，却从未在教科书中正规推介，特别是一些知名专家在他们各自领域的组方用药及对现代医学疾病治疗的经验与成果，亦未系统征集、评介与推广，这不能不说是中医学术界的一大缺憾。

之所以对现代名医处方，甚至对有一技之长或对某一疾病有独特疗效的验方如此推重，主要是因为近几十年来各领域新创立的治法和组方已经不同于方剂学的经方。这些组方针对治疗目标的转换和疾病谱的巨大变化，已经在君臣佐使配伍的原则基础上融入了新的理念与创意，这对于现代中医临床研究的开展更具现实参考意义。我个人认为，经常对不同专家的处方进行研究，领悟他们的临床经验，感受他们的用药特色，是启迪心智、提高中医临床水平的最直接、最有效的途径。

我们要永远重视经方的学习与应用，我们也要呼吁现代名方的研究与推广。临床治疗成功时，我们要审视处方，总结规律，积累经验；失败时，我们更要审视处方，分析不足，吸取教训。经常对自己的处方进行审视与反思，是提高中医临床水平和处方能力的唯一正确的捷径。

对于中医来说，处方就是衡量医家思维水平、医学造诣和专业技能的试金石。

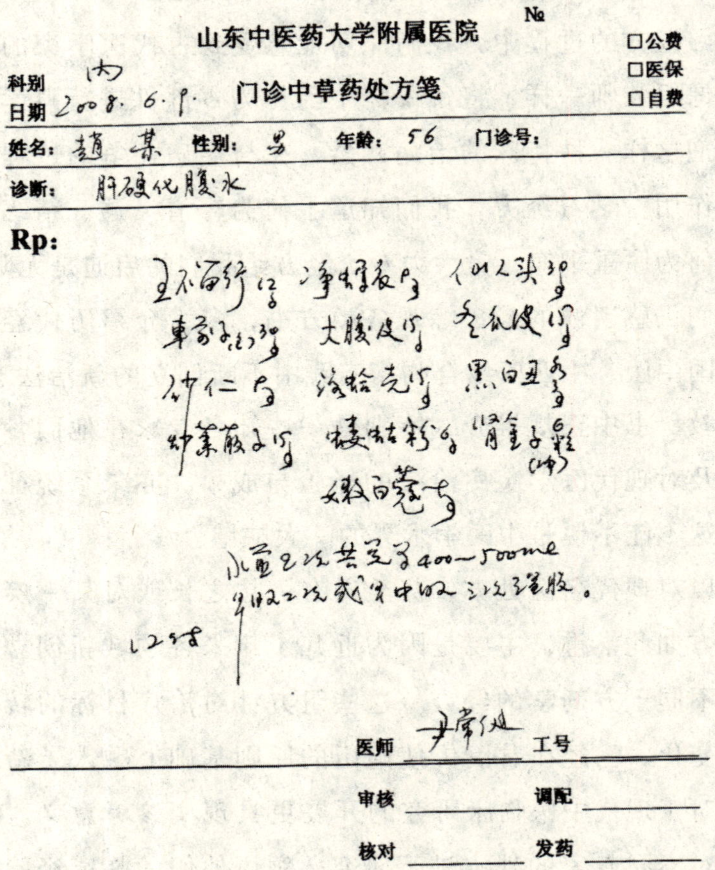

山东中医药大学附属医院 №

□公费 □医保 □自费

科别 内

日期 2008.6.9. 门诊中草药处方笺

姓名：赵某 性别：男 年龄：56 门诊号：

诊断：肝硬化腹水

Rp:

王不留行12g 净蝉衣9g 仙人头30g

车前子(包)30g 大腹皮15g 冬瓜皮15g

砂仁9g 海蛤壳15g 黑白丑各3g

炒莱菔子15g 蝼蛄粉6g 肾金子6粒(冲)

嫩白蔻9g

水煎二次共兑为400~500ml

早晚二次或早中晚三次温服。

12剂

医师 [illegible] 工号

审核 调配

核对 发药

作者处方手迹：赵某，男，56岁，肝硬化腹水。王不留行12克，净蝉衣9克，仙人头30克，车前子30克，大腹皮15克，冬瓜皮15克，砂仁9克，海蛤壳15克，黑白丑各3克，炒莱菔子15克，蝼蛄粉6克，肾金子6粒（冲），嫩白蔻9克。12剂。水煎二次，共兑为400~500ml，早晚二次或早中晚三次温服。

国人对中医的视觉偏差

国人对中医的视觉偏差，由来已久。近百年来的中医存废之争中的“废止中医”的主张、“告别中医中药”的呼吁、“中医是伪科学”的观点等反对和诋毁中医的论调，都是国人视觉偏差之极端者，反映了少数人的无知与偏见。本文所论国人对中医之视觉偏差则是指目前普遍存在的对中医多方面误解的现象，这些现象既有社会文化科学环境变化的深层次原因，也有近年来由新闻、出版、电视、网络等媒体掀起的中医文化热潮的误导和催生作用。中医文化热单纯以传统文化的视角审视和介绍中医所传达的错误信息日益冲淡着人们对中医科学性的感知和信念。有研究表明，目前社会各界对中医的认知度仍然很低，正如有人所说的：在中国不知道中医的人可能很少，而真正知道中医的人就更少。

当前，国人对中医的视觉偏差主要表现在以下若干方面。

中医国粹论

所谓国粹，按照词典的定义是指我国传统文化的精华。然而现今人们用此名词，多含有对传统文化盲目崇拜之意，中医国粹论正是如此。近年来，不少人热衷于将中医当作国粹，众多的宣传媒体也一直在大力宣扬中医国粹论，更有人将中医与京剧、书画并列为三大国粹，而且这似乎已在大众中形成共识。这表面上看起来好像是对中医的抬举和尊崇，因为把中医当作国宝和传统文化的精华这本身好像并没有什么错，而其实正好相反，恰恰是中医国粹论将中医引入了固步自封的歧途，使其背离了科学的真义。这是因为，国粹强调的是传统文化的精华，是不可超越的，也是不能创新的，任何的超越和创新都会从本质上改变国粹的本来含义。而中医学作为一门实实在在的医学科学和防病治病技术，同现代医学科学一样，它在疾病防治方面既有许多自身的优势与特色，也有许多的缺陷与不足，它需要不断地发展和进步，不断地完善与提高。理论和方法学的创新是中医学发展永恒的主题，从这个意义上说，中医学与国粹是完全不同的两个概念，是风马牛不相及的。一门有几千年深厚的学术积淀和丰富的经验积累、至今仍具有强大的生命力并且在不断进步和发展的生机勃勃的医学科学，我们为什么非要把它当作国粹来供奉呢？难道我们真愿意让它永远固定和停留在传统文化精华的光环之下吗？因此，我们可以肯定地说，中医主要的其实并不是什么国粹，我们首先应该承认的应该是它所本有的科学属性。而科学不需要供奉，中医也不应像京剧、书画艺术一样供我们随意欣赏和把玩。所以我们说，中医文化热把中医当国粹，误导人们神化中医，这实际上是不了解中医和国粹真正含义的表现，是对中医严重的误读。既然是国粹，就容不得对它有半点非议，谁还敢说它半个不字？这种盲目的崇拜，妨碍了人们探求真理的科学信念，阻碍了中医学前进的脚步，这正是中医学术发展迟缓的重要原因之一。世界上任何事物只有被捧杀的，而冷静的思考甚至批评才是事物前进的真正动力，中医学也是如此。中医国粹论对中医发展的危害也许比反对中医的观点和言论还要大些。

中医文化论

文化是指人类在社会历史发展过程中所创造的物质财富和精神财富的总和，特指精神财富如哲学、科学、教育、文学、艺术等。中医学作为医学科学，属于文化的范畴似乎并没有错，但是中医文化论者忽略了中医的科学本质，片面夸大中医的文化属性而将中医当作狭义的传统文化看待，将中医宝贵的科学财富视为狭义的文化遗产。有的视中医为玄学，甚至将中医与巫术迷信相联系。他们对中医治疗疾病采取怀疑态度，不相信中医是科学，也不相信中医能治病，能治好病，甚至即使亲眼看到治愈的病案，都会认为疗效具有偶然性。他们的偏见是根深蒂固的。

还有一些著作和文章出于猎奇，他们不了解也不关注中医学独特完整的理论体系和临床医学的学术主流，而专门挖掘中医的奇闻逸事，只对中医的传奇故事津津乐道；也有的著作则从史学、文学、哲学等不同的角度，崇古尊经，任意阐发，以图揭示中医学的玄妙精深，使人读后如坠云雾，无所适从。所有这些，都从客观上有意无意地使中医学偏离了科学的轨道。

中医文化热之所以产生严重的负面影响，主要是因为这些著作和文章从整体上忽视了中医的科学本质，忽略了传统文化仅仅是中医的载体这一基本事实，中医学的医学服务功能和防病治病技能从根本上被否定和淡化了。这就在某种程度上为打着科学旗号反对中医的少数人提供了理论依据和口实，从而恶化了中医学发展的舆论环境。

近年出版的大部分中医科普著作和文章的作者多为医史研究者和科普作者。他们对中医的临床实践、教育现状、科研现状、学术交流、现代中医人处境等一些现实问题知之甚少，也不大可能从总体上把握中医的科学实质、优势特色、缺陷不足、面临的挑战与困惑、发展方向等一些中医的基本问题。因此，他们的著作与文章难免出现偏差。严格地讲，他们多半是不大具备评价中医的基本资格的。正如恩格斯所言：“许许多多自然界科学家已经给我们证明了，他们在他们自己那门科学的范围内是坚定的唯物主义者，但在这以外就不仅是唯心主义者，而且甚至是虔诚的宗教教徒。”

中医学作为一门生命科学和防病治病技术，具有丰富的科学内涵。科学是严谨的，疾病防治需要进行艰苦的探索和总结。中医学前进的道路布满了荆棘，充满了艰辛，有成功，也有失败，需要不断总结经验和吸取教训。中医学两千年的发展史就是历代医学家艰辛探索、与疾病斗争的历史，而绝不像有人写的那样轻松有趣、诙谐自如，也不像有人说的那样虚玄神秘、高深莫测。给当前的中医文化热现象泼点冷水，降降温度，从而回归中医科学的本真，净化和优化中医学发展的舆论环境，对提高社会各界对中医的认知度具有十分重要的现实意义。

中医神秘论

因为中医理论的很多学说如阴阳五行、标本虚实等都是抽象的哲学概念，临床治疗又具有黑箱方法和模糊调节的特点，中医容易被神秘化。一些文学戏剧作品中神化中医的情节更加深了人们对中医的神秘感，如受神化脉诊的“病家不用开口，便知病情由来”的影响，有的病人请中医看病，不言病情，要求医生通过脉象判断他的血糖指标是否正常、肝功有无问题，甚至判断连 B 超都不一定看得清楚的胆囊结石的大小、具体部位等。在这些人的心目中，中医是神秘的，中医诊法是虚玄的。这显然是对中医的偏见。更有一些利欲熏心之徒，出于不可告人的目的，打着中医的旗号，欺骗和愚弄患者，有的俨然以“大仙”自居，自诩一摸脉便知病之由来、轻重和预后，有的鼓吹握有祖传秘方、神方，包治百病，而且越是疑难重症越可以包治包好、药到病除。这些大仙们的骗术不但延误病情、坑害患者，对患者造成极大危害，同时也大大贬损了中医学的形象，加深了人们对中医学的迷信和误解，对中医学造成巨大危害。我们说，中医学丝毫也不神秘，临床诊疗靠的是中医理论的科学指导，靠的是临床医生长期的经验积累。中医并不具有特异功能。近年来，媒体宣传的所谓治疗各种疑难病症的祖传秘方之所以为不少人深信不疑，也正是中医神秘论所起的误导作用和那些冒充中医的骗子们混淆视听所造成的后果。

中医复杂论

真理是简单的，科学的美丽也在于简单。中医学作为一门生命科学，本来也是简单的，只是被人为地复杂化了。近年来有人提出：“阴阳五行学说不仅充满了唯物论、辩证法思想，而且包括了控制论、信息论、系统论及模糊集合、模糊识别、辩证逻辑等现代科学方法的合理内核。”也有人认为，中医是复杂性科学或非线性科学。如果单从思维方式和方法学的纯理论角度而言，这些提法或许都没有错，但是，理论家们这些随意的想象和任意的阐释，为中医学罩上了复杂化的迷雾，模糊了人们的视线。其实中医远没有那么复杂，古代医学家在创立中医理论和从事医学实践时也许压根儿就没有想到什么系统论、控制论。

我们如果看看支撑中医理论大厦的主要支柱如脏腑、病因病机、诊法、辨证、治则方药等内容，就会感到这些理论和方法其实都是非常实际、非常具体的，是在解剖学和对人体生理病理长期密切观察及防治疾病的医疗实践中不断发现、不断总结，经过实践—认识—再实践—再认识的科学进程而产生的，是非常具体的、实际的。阴阳五行作为独特的说理工具，只是用来认识和阐释人体生理病理对立、统一、依存、互根、消化、转化、生克乘侮等现象和规律的。阴阳五行学说具有朴素的哲学概念，在中医学中它只是具有特定意义的符号和说理工具，仅此而已。

再如，中医诊法中的望闻问切同西医学的望触叩听有异曲同工之妙。以问诊而言，中医“十问歌”中所说的“一问寒热二问汗，三问头身四问便，五问饮食六胸腹，七聋八渴俱当辨，九问旧病十问因，再兼服药参机变，妇女尤必问经期，迟速闭崩皆可见，再添片语告儿科，天花麻疹全占验”，这些内容与西医学之问诊的主诉、病史、既往史、月经史等是基本相同的。科学就是如此直观、具体和明了。

中医对疾病的诊断也是简明直接的。例如，目黄、身黄、溺黄为黄疸，治以清利湿热为主；腹部胀大、色苍黄、甚则腹壁青筋暴露、四肢不肿或微肿为鼓胀，治以行气利水、健脾利水、活血利水或温阳利水等法。简洁、明确，理、法、方、药一条思维的主线，与西医学的诊疗路线是大体一致的。西医用西药治病，中医用中药治病，西医施行手术，中医进行针灸，二者同为生命科学和防病治病技术，本来就是如此简单，并不存在人为制造的那些虚幻不实的、复杂的头衔和光环。

中医学原本来自生活和医疗实践，但一旦理论化、经院化，特别是人为复杂化，就远离了中医学本原，变得扑朔迷离、难以捉摸。正如有人评论哲学时说的那样：“如今的学术界，人们似乎把哲学放在了天上，而且放上去之后又一不小心脱了手，连高人自己都够不着了，想收却力不从心，只好任其在宇宙失去引力和重心地随意漂流。”中医复杂化的现象正是如此。

中医万能论

由于长期以来中医国粹论对中医的过度神化，中医神秘论又为中医罩上众多虚妄不实的光环，加上充斥于报刊、电视等宣传媒介的虚假广告，包治百病的祖传秘方、肿瘤克星、乙肝转阴王等夸大不实的宣传，既对广大患者就医产生严重误导，也形成了中医万能论的迷雾。

近年来，中医文化热将中医与中国传统文化的茶文化、酒文化、饮食文化、道家文化、禅文化、武术文化熔于一炉，使人们感到似乎中医无处不在、无所不能。受利益的驱使，许多行业迎合人们的这种心理，打着中医的旗号，谋求非法利益，如中医美容、中药浴足、中医食疗、中医按摩、中医美发、滋补药膳、滋补药粥、滋补药酒等等，无一不与中医相傍，成为中医的傍客。这一现象使严肃求真之中医科学趋于俗陋，使中医的仁爱理念、科学思想受到极大贬损。中医万能论还在无意中提高了患者对中医药治疗的期望值，在某些人看来，中医药应当百病皆治、百病皆效，药似仙丹，医如神仙，完全置疾病的自身发展规律于不顾，使本已紧张的医患关系雪上加霜。中医万能论蒙蔽了人们对中医理性的眼光，它对中医药事业发展的危害是严重的。

总之，中医学既不是什么所谓国粹，也不是狭义的传统文化，它既不神秘，也不复杂，更不是万能的，也不具有任何特异功能。中医学有独特的诊疗手段和方法，有众多独特的疗效，又具有系统完整的学术理论体系。所以，我们说它首先具有医学科学属性，也是一门防病治病技术，是我国古代劳动人民和医学家经验和智慧的结晶。一句话，中医就是中医，而不是什么别的，纠正国人对中医的视觉偏差，提高人们对中医的认知度，对中医事业发展具有重要意义。

山东中医药大学附属医院　　№

科别　内

日期　2010.11.28.　门诊中草药处方笺

□公费 □医保 □自费

姓名：林某　性别：女　年龄：39　门诊号：

诊断：失眠

Rp:

百合12g　蔓荆子15g　炒枣仁30g

炙甘草6g　远志9g　夜交藤15g

生龙齿15g　茯神15g　石菖蒲9g

知母9g　当归12g　琥珀粉3g（冲）

水煎2次共兑为450ml

早晚二次温服。6剂。

医师　王孝健　工号

审核　调配

核对　发药

作者处方手迹：林某，女，39岁，失眠。百合12克，蔓荆子15克，炒枣仁30克，炙甘草6克，远志9克，夜交藤15克，生龙齿15克，茯神15克，石菖蒲9克，知母9克，当归12克，琥珀粉3克（冲）。6剂。水煎二次，共兑为450ml，早晚二次温服。

也说中医"治未病"

近年来，中医界炒得最热的话题大概要算是"治未病"了。关于治未病的宏篇大论屡见于报端，有的以"中医治未病"为专题召开学术会议，有的则筹划设置中医"治未病"专业，甚至还有的成立中医"治未病"的专门科室，一时间，"治未病"似乎成了中医的专利。按有些人的观点，倒好像中医学是专门"治未病"的一样。他们的主要根据就是《内经》中所提到的"是故圣人不治已病治未病"，于是认为中医学的宗旨就是治未病，是未渴而穿井，未斗而铸锥，反对在已病的行列与西医一较高下。对中医经典论述如此曲解，实大谬矣！也有人认为中医治未病要包括未病先防、既病防变和病后康复三个方面，提出未病不仅是指机体尚未发生疾病时的状态，而且包括疾病在动态变化中可能出现的趋向和未来时段可能表现出的状态，包括疾病微而未显、显而未成、成而未发、发而未传、传而未变、变而未果的全过程，是一个复杂的工程。这段描述文笔细腻优美，思路清晰严密，引人入胜。可是，赞叹之后，我们不禁又会感到，"未病"果真如此的话，谁能判定得了呢？恐怕谁都难以掌控和实施。

中医“治未病”的真正内涵

其实，中医经典理论中所谓“圣人不治已病治未病”主要是体现了中医学主张的预防为主、防病胜于治疗的思想。中医学认为，一个好的医生应该通晓养生之道，摄生之理，能够指导人们选择健康合理的生活方式，以减少疾病发生的机会，如食饮有节，起居有常，精神内守等。这实际上是要人们遵守养生之道，而这些又都是完全可以做得到的，养生防病比疾病发生之后施行的治疗要容易得多，也重要得多。而在疾病发生之后，是有一定的传变和发展规律的，一个好的医生还要熟悉和掌握这些规律，从而采取积极有效的措施，以防止疾病的进一步的传变和发展，促使其发生良性逆转。如《金匮》：“见肝之病，知肝传脾，当先实脾”，《内经》：“邪风之至，疾如风雨，故善治者治皮毛，其次治肌肤，其次治筋脉，其次治六腑，其次治五脏。治五脏者，半死半生也。”强调医生要重视早期治疗，并注意防止疾病向内脏传变——一般病在体表，容易治愈；病邪伤及筋脉和六腑也还可治；若侵及五脏时，病势就严重了，治愈率也就低了。在中医学发展的历史进程中有许多生动的例子，如扁鹊对齐桓公和虢太子之治就形象地证明了疾病发生后由表及里、由腑入脏、由浅及深、由轻到重的传变规律及治疗难易和结果的不同。所有这些都说明了中医一贯主张的摄养为先、预防为主的理念，这也就是中医治未病的全部科学内涵。对于治未病而言，做到这些就足够了。

要之，中医学的主要任务还是要治已病。诚如朱丹溪所言：“是故已病而后治，所以为医家之法，未病而先治，所以明摄生之理。”这里说得再明白不过，所谓中医治未病，无非两点，一是遵循中医养生之道预防疾病发生，二是对疾病进行及时、积极、正确的治疗。及时是为早治，早治胜于晚治；积极是为主动，主动胜似被动；正确是指避免失误。只有如此，才会防止疾病的传变与发展，取得好的治疗效果。完成这两点，中医治未病的任务就算完成了。

西医也“治未病”

此外，从预防医学角度讲，“治未病”并非中医的专利，现代医学疫苗接种的广泛应用已使许多传染病得到有效的预防与控制，现代医学关于营养的合理摄取，各种科学的健身强体方法、心理学疏导等也都对预防某些疾病的发生发挥着重要的作用。同时，因为现代医学对绝大部分疾病的发生发展规律都已有明确的认识，所以目前很多疾病的早期积极治疗很好地防止了疾病的传变与恶化。如对乙型肝炎患者，进行积极的抗乙肝病毒治疗，就可以有效减轻肝脏炎症，因而祛除了肝纤维化的始动因素，防止了肝纤维化发生，从而也就延缓或减少了肝硬化发生的机会，还可以使肝癌的发生率大大降低，而这些都已有确切的循证医学的证据，你能说西医不治未病吗？

总之，我们应该正确领会中医治未病的科学实质，坚持预防为主、掌握疾病传变和发展的一般规律，适时采取正确的干预措施，防止疾病传变，使中医学为人民群众的健康发挥更大的作用，而任何人为地使其复杂化和盲目热炒都是毫无意义的。

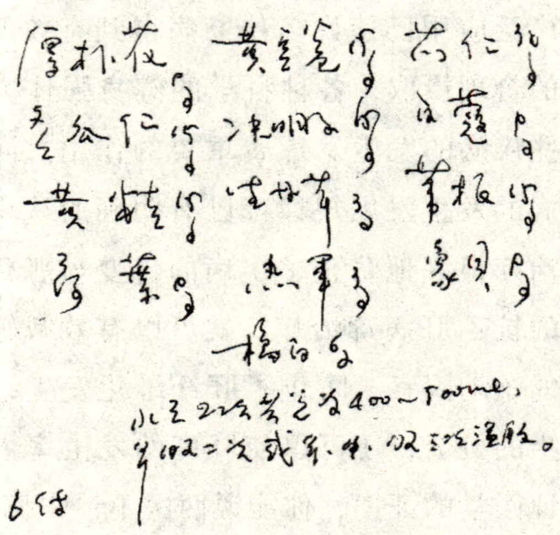
山东中医药大学附属医院

山东省中医院

门诊处方笺

普通

科别 费别：公费 医保 自费 门诊号 年 月 日

姓名 年龄 岁 性别

临床诊断

R

医师 审核 金额

调配 核对 发约

作者处方手迹：陈某，男，39岁，脂肪肝。厚朴花9克，黄豆卷15克，苡仁30克，冬瓜仁15克，决明子10克，白蔻9克，黄精15克，生甘草3克，芦根15克，荷叶9克，熟军3克，象贝9克，橘白6克。6剂。水煎二次，共兑为400～500ml，早晚二次或早中晚三次温服。

中医养生的科学真谛

近年来，在不断升温的中医养生热潮中，出现了一些与人们了解中医养生常识、追求健康长寿的美好愿望相背离的怪异现象。某些伪中医养生专家受利益的驱使不断制造中医养生的神话，人为地使中医养生神秘化、复杂化、低俗化，肆意歪曲中医养生的理念和原则，甚至宣扬违背起码的生活和卫生常识的奇谈怪论。充斥于报刊、书籍和电视网络等传媒的所谓中医养生内容更是良莠不齐、鱼龙混杂，使人们如雾里看花、真假难辨。这不仅对人们掌握中医养生常识，建立科学合理的生活方式产生误导，也大大降低了国人对中医养生的认知度和认同感。我们应该深刻反思产生这一现象的深层次原因，加大中医养生的宣传力度，引导大众完整、准确地了解和把握中医养生的科学真谛，使中医养生这一宝贵的科学财富更好地为大众的健康服务。

中医养生的三大理念

养生学是中医学的重要组成部分，其完整科学的养生理念和形式多样的养生方法不仅对中华民族的繁衍昌盛发挥过巨大作用，至今仍有其现实的指导意义，受到我国人民和世界人民关注和重视。日本人福田道夫称中医学为“养生医学”，可谓中肯之言。

中医养生的科学理念主要体现在以下三个方面。

第一，整体观。中医理论认为，养生要从整体观念出发，充分认识人不但自身是一个有机整体，人与自然和社会也具有高度的统一性。因此，养生要从调精神、节饮食、慎起居、顺四时、适劳逸等多方面入手，而不是单一的。《内经》曾说：“上古之人，其知道者，法于阴阳，和于术数，食饮有节，起居有常，不妄作劳，故能形与神俱，而尽终其天年，度百岁而去。”这实际上是中医养生的一个总原则。

第二，自然观。中医养生强调“顺应自然”，即顺应自然界四时与气候变化的规律。如《老子》所言：“人法地，地法天，天法道，道法自然。”《庄子》亦说：“顺之以天理，行之以五德，应之以自然。然后调理四时，太和万物。”中医还认为养生不仅要顺应自然界一年四季的气候变化，还要适应周围外界环境，要有自我控制、调适情绪的能力，避免外界环境包括人文环境对身心健康的不良影响。

第三，求己观。中医养生理论认为长寿需求已，唯有自己才是健康的主人，应正确把握中医养生的真谛，顺从中医养生的基本规律，建立良好的生活方式，而不是迷信所谓“养生诀窍”和“灵丹妙药”，更不是像近年来某些人那样听信和盲从所谓的“养生大师”。唐朝人施肩吾有诗云：“丹田自种留岁月，玄谷长生续命芝。世上漫忙兼漫走，不知求己更求谁?”这种不盲从、不信邪的长寿求己观具有十分积极的意义，符合健康长寿的客观需要，也符合中医养生的原则和要求。

中医养生的基本特征

中医养生作为中医学宝库的重要组成部分，主要有以下特征。

第一，系统性与完整性。中医养生的理论和方法是我国古代劳动人民在长期的生活实践中不断摸索和总结而产生，经过历代医学家的总结、提炼和升华，形成了系统完整的养生理论体系和一整套切实可行的养生方法，充分反映了古人的经验和智慧。中医养生学从养生理念、基本原则到具体方法，从精神内守、食饮有节、劳逸适度、起居有常到适应环境、适量运动等养生措施，系统完整、脉络清晰，内容涉及生命活动的每一个细节。

第二，科学性与实用性。中医养生理论和方法是古人实践经验的总结，具有很高的科学性和实用性，符合人体生理功能活动的基本规律，符合人与自然社会环境密切相关的客观实际，符合现代科学理念，符合人类生活的基本常识。例如，强调保持平和乐观的心态，提倡全面合理的饮食结构和坚持良好的饮食习惯，倡导顺应自然规律、建立合理的生活起居方式，重视劳动和体育锻炼、坚持劳逸适度，注重调适改造居住环境、保持清洁卫生等。这些理念和方法都充分体现了中医养生的科学精髓。同时，中医养生的理念、原则和方法贴近人们的日常生活，涉及人们衣食住行的方方面面，举手投足之间即可为之，简便易行，具有很强的实用性。

第三，通俗性与趣味性。中医养生有着丰富的理论和方法学内涵，丰富多彩的中医养生内容散见于历代养生著作，有的甚至出现在诗歌、小说等文学作品中。因此，中医养生又往往不同于严肃的医学说教，而是充满了情趣。有时，一首诗歌、一个故事就将中医养生的道理体现得淋漓尽致。如《儒林外史》中范进中举因大喜而疯癫的故事，说的就是不能平静对待生活中的喜乐之事，过分激动而超出了精神与人体本身的承受能力从而出现病态的后果，从而告诫人们要爱憎不栖于情，忧喜不留于意，做到泰然处之，喜怒有节。

古人十分重视睡眠的质量和卫生，从一些古诗中，我们会发现聪明的祖先不仅掌握了睡眠养生的真谛，还道出了许多难以体会到的睡眠趣味："读书已觉眉棱重，就枕方欣骨节和。睡起不知天早晚，西窗残阳已无多。"夜读困倦后竟长睡了一天，这是多么难得的意境啊！宋代大诗人陆游也有诗云："相对蒲团睡味长，主人与客两相忘。须臾客去主人觉，一半西窗无夕阳。"陪友长晤，倦意袭来，竟然酣睡照旧，醒来时客人早已离去，但见夕阳西落，已到掌灯时分了。难怪陆游生前健迈，享年八十有五了。

对于环境选择，唐朝大诗人李白曾有诗曰："问余何意栖碧山，笑而不答心自闲。桃花流水杳然去，别有天地非人间。"这样的环境选择当然是正确的。

诗人陆游认为清淡饮食有益养生，他曾写"食粥诗"："世人个个学长年，不悟长年在眼前。我得宛丘平易法，只将食粥作神仙。"将食粥养生说得生动有趣，活灵活现。

中医养生的基本原则与方法

精神内守

中医历来重视精神情志活动与人体健康的密切关系，提出"形神合一"学说，强调调节精神在养生保健中占有主导地位。而要做到精神内守，保持平和乐观的心态，需从以下几个方面进行调节。

首先，要做到豁达开朗，乐以忘忧。乐观宁静的心态是人体健康的正常需要与基本保证。中医历来主张"和愉"，提出"安神宜悦乐"，要求人们做到性格开朗、目光宏达，保持乐观情绪，遇事泰然处之，"爱憎不栖于情，忧喜不留于意"；要做到知足常乐，《遵生八笺》认为"知足不辱，知止不殆"，说明只有知足，才能做到随遇而安，使内心恬静，使精神处于稳定自守、乐观的良好状态。

其二，淡泊宁静，清心寡欲。中医认为“养生莫若寡欲”，《养生论》说：“清虚静泰，少私寡欲，知名位之伤德，非贪而后抑也。”这是要求人们明确贪欲对健康的危害，正确对待个人的利害得失，真正做到少欲无私，保持淡泊宁静。

其三，喜怒有节，不妄作劳。喜怒人人皆有，太过则有害。《彭祖摄生养性论》说：“喜怒过多，神不归室。”《灵枢》说：“喜怒不节，则伤脏，脏伤则病起于阴也。”这些论述都说明了喜怒不节对人体健康的危害，因此认为人应该客观理智地对待生活、工作问题，做到心无大喜而有常乐。冷静处事，提倡忍让，戒怒戒嗔，保持心志平和。

其四，切忌伤悲，避免惊恐。人有悲欢离合，月有阴晴圆缺。人生的道路难免会有悲哀伤愁，而忧愁悲伤可对健康产生巨大危害。《内经》说：“忧悲思虑则伤人”，《养性延命录》亦说：“多愁则心摄”，所以要求人们应“不以物喜，不以己悲”。《内经》曾说：“恐则气下，惊则气乱”，因此应避免惊吓等外界的突然刺激，加强意志锻炼，自觉消除不必要的恐惧心理。

其五，省思少虑，定志宁神。思虑是人的精神活动之一，人必有所思，亦有所虑。但少思则神活，多思则神败。中医认为思虑过度则伤神，《彭祖摄生养性论》说：“切切所思，神则败”，所以主张省思少虑，以使精神安宁，以有益健康。正如《万寿丹书》说：“能少思虑，省嗜欲，扫除杂念，湛然不侵，则神自全。”

其六，修身养性，积善成德。古人云“仁者寿”，孔子也说“大德必得其寿”，《医先》提出“养德、养生无二术”。道德高尚，慈善为怀，助人为乐，可使人精神愉悦，从而有益身体健康。

食饮有节

饮食是供给人体营养物质的源泉，是维持人体生长发育、完成各种生理功能及健康长寿的基本保证。中医历来将饮食调养作为养生的重要环节。《养性延命录》说“百病横夭，多由饮食”，《养生论》主张“服食养生”为本，提出一系列饮食养生的原则和方法。

首先，食宜清淡，切忌肥甘。古代养生家历来主张清淡饮食，《吕氏春秋》曾说：“肥肉美酒，勿以自强，命曰烂肠之食”，《医学心悟》主张：“莫嗜膏粱，淡食为最”，《保养说》强调：“能甘淡薄，则五味之本，自足以养脏，养老慈幼皆然”。这些论述都说明清淡饮食对人体健康的重要意义。现代社会之许多生活方式病如糖尿病、高脂血症、高血压、脂肪肝等往往与高热量、高脂饮食密切相关。古人之谓清淡饮食还专指从味道上而言的“淡食”，主张“少咸”、“少盐”，孙思邈曾提出“咸多促人寿”的观点，现代研究也证实许多疾病如高血压等均与过量食盐有关。

第二，调配适宜，谨和五味。古人认为不同食物含有不同的营养成分，进行全面合理的搭配，才能使人体获得不同的营养。《内经》提出“五谷为养，五果为助，五畜为益，五菜为充，气味合而服之，以补益精气”的饮食方案，指出谷物、蔬菜、水果、肉类是饮食的主要成分，应当尽可能全面而均衡地摄取，以保证人体正常生理功能的需要。这是非常科学的。五味是指食物的酸、苦、甘、辛、咸五种主要气味，调和五味指的是在食物选择上尽量做到五味搭配合理，并在烹调方法上人为地加以调整，充分利用五味的制约和生化作用。这样既保证了营养的全面性，又调剂了口味，对健康是十分有益的。

第三，食宜按时，食宜节量。按时节量是中医饮食养生的一个重要原则，《吕氏春秋》云“食能以时，身必无灾”，《尚书》也说“食哉惟时”。说明古人两千年前就有吃饭定时的习惯。我国绝大部分地区的一日三餐制，每餐间隔四五小时，是很有道理的。节量是指在饮食的数量上给以适当调节和节制。《洞微经》曾云：“太饥伤脾，太饱伤气。”孙思邈主张：“食欲数而少，不欲顿而多，多则难消也。常欲令如饱中饥，饥中饱耳。”这种似饥非饥，似饱非饱的饮食原则对人体健康是十分有益的。古人认为对食量节制如少食可以延寿，《老老恒言》说：“食总以少为有益……故曰少食以安脾也。”相反，多食则对身体有害。如《东谷赘言》指出：“多食之人有五患，一者大便数，二者小便数，三者扰睡眠，四者身重不堪修养，五者多患食不消化。”这是非常符合实际的，确系经验之谈。所以《寿世保元》主张“食惟半饱无兼味”。对于老年人而言，由于生理功能衰退，消化功能减弱，就更应该在保证人体生理功能需要的前提下节制饮食。现代医学也证实，经常饱食会使胃肠负担加重，引起消化不良，由于摄入量超过身体需要，还会变成脂肪在体内贮存起来而诱发肥胖，诱发高血压、冠心病、脂肪肝等疾病。

第四，调适寒热，顾护脾胃。寒热为食物的温度，过寒或过热均可损伤脏腑，给健康带来危害。《内经》对食物寒热的要求是“热无灼灼，寒无伧伧”。《千金翼方》也说“热无灼齿，冷无冷齿”，指出了食物寒热应掌握的尺度。这些论述所强调的总原则是勿使寒热太过，当然寒热调适还要根据季节气候的不同、食物品种不同及个体承受能力的差异而定。现代医学研究也证实，经常进食太热的食物易灼伤口腔及食管黏膜而引发相应疾病，过食生冷则易损伤脾胃而损伤消化功能。因此，调适食物寒热，顾护脾胃功能的意义是不容忽视的。

第五，清洁卫生，谨避秽浊。进食不洁秽浊的食物是引起许多疾病特别是胃肠疾病的重要原因，这一点古人早有认识。《金匮要略》说“秽饭、馁肉、臭鱼食之皆伤人”，并专门谈到果实食用禁忌：“生果停留多日，有损处，食之伤人”，“果子落地，经宿虫蚁食之者，人大忌食之”……这些主张都是非常符合日常生活实际的。

第六，饮食宜忌，牢记常遵。饮食有所宜，亦有所忌。《养生录》

提出饮食六宜，即“食宜早些，食宜缓些，食宜少些，食宜淡些，食宜暖些，食宜轻些”，系统提出了进食在时间、速度、数量、味道、质地等方面科学合理的实际要求。这实际上是饮食的总原则。而六宜的反面即进食时间晚，进食速度快，进食数量多，进食味太咸，食物硬或冷等则都是进食之所忌。具体言之，又分食时宜忌和食后宜忌。食时宜专致、忌分心，宜舒畅、忌慎思，宜细嚼缓咽、忌粗嚼急吞等；食后宜缓行、忌急走，食后宜摩腹、忌卧，等等。饮料亦有宜忌，饮茶不宜过量，饭前午后及睡前不宜饮。饮酒要做到三适，即适量、适时、适情等。这些主张系统完整地反映了中医饮食养生的科学精髓。

起居有常

起居是指日常生活及作息的各个方面。中医历来重视起居调理对健康的重要作用，《千金方》说：“善摄生者，卧起有四时之早晚，兴居有至和之常制。”

第一，顺应四时，起居有常。四时是指一年春夏秋冬四季，自然气候是随着四时的不同而变化的，人的起居也要与之相适应。所谓起居有常，即是指日常生活要有一定的规律。《内经》提出“春夏养阳，秋冬养阴”的原则，主张春季“夜卧早起，广步于庭”，夏季“夜卧早起，无厌于日”，秋季“早卧早起，与鸡俱兴”，冬季“早卧晚起，必待日光”。《类修要诀》也说“春夏宜早起，秋冬宜晨眠，晨眠忌日出后，早起忌鸡鸣前”。这些主张符合人们的起卧规律，是非常科学的，只要坚持经常，形成规律，自会有益健康。古人认为四时之间日出日落有早有晚，然应顺天时而调起居，“日出而作，日落而息”的作息制度就是适应这些不同而建立的。

第二，善自调摄，安卧有方。生命在于运动，睡眠可养精神。人的生命过程有三分之一是在睡眠中度过的。古人十分重视睡眠的质量和卫生，认为只有安卧有方才会健康长寿，提出“不觅仙方觅睡方”。睡前调理强调睡前调精神，保持思想安定，情绪平和。《延寿药言》还提出睡前以热水洗脚以帮助放松情绪；睡前节饮食，强调“夜膳勿饱”，以避免“胃不和则卧不安”；睡前宜活动，放松肢体，有助较快入睡。《紫岩书》提倡“每夜入睡时，绕室行千步，始就枕”。睡时卫生则主张睡姿要正确，睡时不宜点灯烛，不可当风卧，不可对炉火，不可裹首，床铺宜宽大，枕头要舒适，被褥宜宽大松软，并分别提出了合乎实际的要求。睡后保养提出醒后宜作轻微活动，疏松肢体。实践证明，这些主张是非常正确的。古人还主张要坚持午睡，对午睡的时间及注意事项也提出符合实际的要求。

第三，顺应自然，衣适寒温。古人很早就认识到衣着与健康的密切关系，从养生保健的角度提出了许多衣着保健方法，一些主要原则和方法今天仍然是适用的。首先，中医认为衣着不在华丽而在适体，因此要“量体裁衣”，以穿着舒适为原则，还要根据衣料保温、散热、散湿等不同功能和特点进行合理选择，以利于保温和防暑。其次，衣着服装要随气候变化而增减。《孙真人卫生歌》中说：“春寒莫使绵衣薄，夏月汗多须换着。秋令觉冷渐加添，莫待疾生才入药。”《老老恒言》亦说：“热即脱，冷即着”。都是说四季气候不同，衣着增减也应随之而异。其三，衣服穿脱有禁忌。《彭祖摄生养性论》说：“勿汗出甚而便解衣。”另外，古人认为汗渍浸湿了的衣服应当及时换洗，不要长久穿在身上。如《千金要方》说：“湿衣及汗衣皆不可久着，令人发疮及风瘙。”这些论述是非常符合生活实际的。

第四，洗刷沐浴，清洁卫生。中医自古重视保持清洁卫生，在漱口、刷牙、沐浴、手足卫生方面都有详尽论述，至今仍不失其指导意义。首先，古人很早就提出“食毕当漱口数过”。还有人认为晚上睡前漱口比早晨更为重要，提出“夜漱却胜朝漱”，这是非常科学的。

我国是世界上最早制造和使用牙刷的国家，1954年考古工作者在辽代墓穴中发现植毛牙刷，比西方国家早600多年。元代《饮膳正要》提出“清旦用盐刷牙，无齿疾”。对于刷牙时间，《金丹全书》则认为夜晚刷牙更宜，指出“凡一日饮食之毒，积于齿缝，当日夜晚刷洗，则垢污尽去，齿自不坏”。其次，清洁的身体是健康的保证，古人很早就非常重视沐浴净身，甲骨文中就有“沐浴”二字。古人还对水温、间隔时间等提出了明确要求。《老老恒言》说：“浴水不可太热，温凉须适于体。”浴身次数则因人、因时、因地而有所区别，《泰定养生论》认为“除夏日之外……十日一浴”。对洗浴环境，古人认为“频于暖处浴”，强调环境应保暖。古人对冷水浴的健身作用也有论述，还创造了药浴，提出“枸杞煎汤沐浴，令人不病不老”。对于洗浴禁忌，《老老恒言》说“饥忌浴”，《彭祖摄生养性论》则说“故风来宜避，浴后尤宜避”。这些认识符合生活实际，具有很高的科学性。其三，古人历来重视手足卫生，提出经常洗手，勤剪指甲，经常温水洗足，以利于血脉周流，还要求人们养成睡前温水洗脚的良好习惯。

劳逸适度

劳指劳作，逸指安逸或闲适。中医历来认为劳逸适度与否对人体健康的影响极为重要。中医养生主张劳逸适度，反对过劳或过逸，主张必须使劳作保持在人体所能负荷的限度之内，要经常进行合理安排，适当调节，使劳逸有度。

第一，勿劳伤形体。中医认为过度劳累可损伤形体，轻则疲倦劳顿，重则引起相应的病变。《内经》说：“久视伤血，久卧伤气，久坐伤肉，久立伤骨，久行伤筋，是谓五劳所伤。”说明行坐卧立过久，超越了人体所能承受的限度，就可能对人体产生危害。除五劳之外，盖凡一切体力劳动皆不可太过。

第二，勿劳伤心神。心神指精神。七情六欲，人皆有之，但太过则可损伤精神。中医主张要“少思以养神”，“勿使悲欢极”。人生在世，忧患思悲，喜怒哀乐虽不可能完全躲避，但要善于正视、善于自我调节、善于排解。

第三，勿房劳过度。房劳过度指无节制的性生活，是健康和长寿的大敌，古人曾提出过许多告诫。《内经》指出“以酒为浆，以妄为常，醉以入房，以欲竭其精，以耗散其真……故半百而衰也”，充分说明了纵情声色的危害。关于防止房劳过度，古人提出了一系列防范措施，如切勿早婚，行房有度，对性生活的频率随年龄不同而做出了不同规定。另外，提出行房有禁，如莫醉以入房，愤怒惊恐时勿行房，气候异常时莫行房，经期及新产后莫行房等，都有系统阐述，具有很强的科学性。

第四，培养多种兴趣和爱好。这是要求通过积极合理的休息方式，使人安闲舒适，使身心得以放松，以达到养生的目的。如琴棋书画、旅游、读书、欣赏音乐等方式皆可适当为之。

第五，勿过度安逸。过劳可以伤人，过逸亦可伤人。如精神上只图安逸，形体上四体不勤，这种过逸就会变为消极因素而有害健康，甚至引起疾病。《正统道藏》说：“身体不可太逸，太逸则气血不畅，最易生疾。”因此，古代养生家建议人们要经常活动，勤于动脑，切勿久卧及过度安逸。

适量运动

生命在于运动。运动作为一种重要的养生保健方法，历来受到人们的重视。《言行录》中说：“一身动则一身强，一家动则一家强。”《吕氏春秋》提出“流水不腐，户枢不蠹，动也，形全亦然”，形象地说明人体就像户枢和流水一样，只有经常不断地运动，才能保持活力和健康。运动健身在我国有十分悠久的历史，汉代华佗曾创五禽戏，1975年长沙马王堆汉墓中出土的帛画就画有静坐、伸臂、屈膝、抱腿、下蹲等运动姿势。可见古人很早就认识到运动保健的意义，并创立了许多行之有效的运动锻炼方法。

第一，坚持适量劳动。劳动创造了世界,劳动创造了人本身。中医认为,劳动作为一种主动的运动方式,可以疏通气血,运动形体,强筋壮骨,加强和活跃生命功能。劳动还能增进人的智慧,使人精神愉快、心情舒畅,故孙思邈强调“养性之道,常欲小劳”。

第二，参加体育锻炼。体育也是运动养生的主要活动方式。古人十分重视体育锻炼对健身的重要作用，创立了如太极拳、五禽戏、八段锦等民族体育项目。中医还推崇散步、舞蹈、导引、太极拳等体育运动方式，视其为养生强身之不可或缺的重要措施。

调适环境

中医“天人相应观”认为环境与人的健康有密切的关系，不同的自然和水土环境条件可以对人体产生不同的影响。大量研究资料表明，国内外长寿地区一是宁静秀丽的山村，二是秀丽宜人的田园，三是气候宜人的海滨地区。因此，人类为实现健康长寿的美好愿望，应对环境进行调适，使之更有利于人类的生存。调适环境主要体现在对生活环境的选择和改善两个方面。

第一，环境选择，择优而居。《释书》曾说：“宅，择也，择吉处而营之也。”《千金要方》指出：“背山临水，气候高爽，土地良沃，泉水清灵……若得左右映带岗阜形胜最为上地，地势好，亦居者安。”这些论述都对住宅选址的条件提出了要求，是非常符合实际的。

第二，环境调适，从善而行。调适是改造或改善之意，环境调适就是要对居住周围的大环境和居室内的小环境进行改善。改善大环境指净化空气、绿化造林、净化水质、消除噪音、消除污染等。居室环境改善主要指空间、光照、温度、湿度及清洁卫生等。《老老恒言》提倡“在院中植花木数十种，不求名种异卉，四时不绝更佳”，是指美化大环境。宋代大养生家苏子美说：“居室稍宽敞，耳目清旷，高春而起，静院明窗。”陈直也说：“栖息之室，必常洁雅，夏则虚敞，冬则温密。其寝床榻，不须高广，比常之制，三分减一，低则易于升降，狭则不容漫风。裀褥厚籍，务在软平。三面设屏，以防风冷。”这些论述都对居室内小环境提出合理的要求。

第三，保持清洁卫生。保持清洁卫生也是改善居处和周围环境的重要措施。甲骨文中就有“帚”这个字,《礼记》中有“鸡初鸣……洒扫室堂及庭”的记载,说明两千年前我们的祖先就十分重视环境卫生并已用湿式扫尘法了。《后汉书》记载:“作翻车渴乌,施于桥西,用洒南北郊路。”这是用人造洒水车打扫街道。在粪便管理方面,我国很早就建有厕所,汉代出现的“都厕”是世界上最早的厕所。对污水处理,《潜确类书》提到“除污水以灭孑孓”,说明古人已认识到污水与某些疾病的关系。此外,古人还有端阳插艾叶、菖蒲、洒雄黄酒等习俗,也都有净化空气、预防疾病的作用。古人还认为随地吐痰是坏习惯。孙思邈曾明确提出:“常习不唾地。”综上所述,保持清洁卫生,改善生存环境是中医重要的养生措施和方法,不但提高人类健康水平,还促进社会文明的进步。

此外，针灸、推拿、按摩、气功等也是中医养生保健的重要方法。这些方法通过平秘阴阳，调节身心，疏通经脉，调和气血等作用而发挥健体强身的功能。这些方法常需在医生指导下进行。另外，中医食补方药、某些中医补品、药浴等，用之得当，也都有很好的养生保健功效。

结　语

总之中医养生的理论与方法是系统完整、科学严谨、简便实用的，而绝非神秘、玄虚，更不是低俗的。养生保健靠的是科学的理念和方法，而不是神话和大师。我们要认真领悟和把握中医养生的科学真谛，让这一宝贵的科学财富更好地服务于大众健康，再现中医养生理性和智慧的光芒。

山东省省级公费医疗门诊(草药)专用处方笺

科别：内　　2002 年 7 月 19 日

姓　名 刘某　性　别 男　年　龄 36

医疗证号 65—791　工作单位 省机械厅　门诊号

℞

荨麻疹三天，身痒，起斑块。

舌红苔薄白，脉沉细。

处方：

桑寄生15g　威灵仙12g　浮萍9g

连翘9g　苍术12g　芥花9g

甘草6g　赤小豆30g　蝉衣9g

水煎服，日一剂

6付

医师 [signature]

药　费　　　划价者

发　药　　　配方者

其　他　　　复核者

作者处方手迹：刘某，男，36 岁。荨麻疹三天，身痒，起斑块。舌红苔薄白，脉沉细。桑寄生 15 克，威灵仙 12 克，浮萍 9 克，连翘 9 克，苍术 12 克，芥花 9 克，甘草 6 克，赤小豆 30 克，蝉衣 9 克。6 剂。水煎服，日一剂。

中醫究竟怎么了

中医学面临的挑战

数千年来，在中国这块古老的土地上，中医学自产生形成之日起就沿着自己的发展轨迹前进。经过历朝历代医学家的不断探索、总结、补充、完善，中医学形成了一套完整的理论体系和诊疗模式，具有鲜明的理论与临床特色。几千年来，中医学一直遵循自身的规律发展，它所遇到的挑战主要是自身的。然而，近百年来，历史使西医学与中医学在中国的土地上相遇，形成了两种医学同时并存，既互为补充、又互相竞争的局面。近半个世纪以来，特别是近20年来，随着现代医学科学的飞速发展，中医学遇到前所未有的挑战，这些挑战对中医学的发展和前途产生了极其重要的影响。目前中医学面临的挑战，从学术层面讲主要有以下几方面。

治疗目标发生转换

应当说，当前中医学发展所遇到的一切困惑，包括理论困惑以及中医临床、教育、科研及学术发展所遇到的种种困难和问题，皆源于此。

所谓目标转换，是指中医诊疗所面对的已不再是传统的头痛、腹痛、发热等中医病证，而几乎完全是经过西医学诊断的实实在在的现代医学疾病，如乙型肝炎、糖尿病、慢性肾衰等。现代医学的飞速发展使生命科学领域每一学科绝大部分疾病的诊断不再困难。由于各种检查手段日臻完善，特别是随着我国经济发展和医疗卫生条件的改善，各级医疗机构的医疗设备配置不断完备，现今甚至许多乡镇医院都已配备 CT 等大型医疗器械。这就使得绝大部分疾病在绝大部分情况下都可以得到现代医学的明确诊断，而绝大部分患者是在获得现代医学明确诊断的基础上来进行中医诊疗的。病人来看的往往是西医诊断的病，而不再是头痛、腰痛、咳嗽等单纯的中医病证。

在传统中医诊疗过程中，医生面对的是病人主诉的头痛、腹痛、水肿、呕吐、咳嗽、哮喘等中医病证。以头痛为例，医生根据望闻问切获得的资料，可以诊断为风热头痛或风寒头痛，而分别施以清解风热或解表散寒等治法，给予桑菊饮或荆防败毒散等方药。病人服药后可能头痛就好了，这说明医生辨证准确，用药恰当。治好的病人多了，医生也就成了名医。而在医疗实践中，医生不断地对成功的经验与失败的教训进行总结，不断地掌握了这些病证的证治规律，也许有一天就会成为中医大家。而临床上许多实质病变如脑肿瘤引起的头痛往往不是单靠辨证论治能解决得了的，病情可能逐渐恶化，甚至危及生命。在过去，这是受传统中医诊治方法的局限性所决定的，医生并不需要承担任何责任。而现在这一切却发生了根本的变化。病人找中医看病，虽然中医望闻问切的程序看起来与过去并无不同，但是病人多数已经经过现代医学理化检查并明确诊断，病人所提供的资料和信息就使中医医生首先有了一个现代医学疾病的概念，这一疾病需要解决的所有问题就要求中医医生也都要去面对。而对那些尚未经过现代医学诊断的初诊患者，中医诊疗也首先必须增加现代医学理化检查这一步骤。医生遇到一位头痛病人，就绝不可能再是只辨风寒、风热、湿热、暑湿了。病人如兼有发热，自然就要查一查血象，根据白细胞高低来判断一下有无感染，是细菌感染还是病毒感染。慢性头痛，就可能还要检查一下脑血流图、脑电图、CT或磁共振，从而分析头痛的原因。一个胁痛的病人，医生会根据B超检查和肝功检查，来判定胁痛是由胆囊炎、胆石症引起还是由病毒性肝炎导致，而针对不同病因的治疗方法有时是完全不同的。因此，当前中医临床诊疗既要面对中医的“证”，又要顾及西医的“病”。

现代医学对疾病的诊断是建立在解剖学、生理学、病理学、免疫学、影像学等基础之上的，而这些病变如某一化验指标的异常在中医理论中可能完全是空白，中医理法方药中也没有针对这些具体疾病和异常指标的内容，那么中医理论指导与中医方法的应用是否可行？这在理论与方法学上就形成悖论，让医生束手。

多年来，辨病与辨证相结合已经成为最常用也是较为固定的中医诊疗模式。即在明确现代医学疾病诊断的前提下，医生再进行辨证治疗，分析中医病因病机，然后立法、处方、用药。在这一过程中遇到的最大问题是由于反映中医的“证”的外在表现与现代医学疾病的病变实质及相应的客观指标没有相关性规律，并无必然的联系。因此，主要针对中医的“证”所立的治法和选用的方药对“证”而言可能是正确的，而对于西医疾病的病变实质而言就缺乏较强的针对性，从而使治疗效果受到影响，疗效的体现往往是不全面的，就难以达到医患共同企盼的“证”与客观指标同步改善的疗效目标。这也迫使我们进行深刻的反思：如何使辨证论治的理论体系更加完善，如何赋予其现代科学的理念和内容，做到既能针对证、又能针对病，在疗效体现上既反映证的改善或消失，又反映病的好转或恢复呢？可见，现有的中医理论体系已经远远不能适应中医临床诊疗的现实需要。

近年来不少人认为，在现代医学疾病的框架内进行辨证分型的诊疗模式，限制了中医辨证的宏观思维，不利于中医学术发展。这种提法在理论上或许并没有什么错，可是面对治疗目标的转换，我们还没有更好的模式和方法。也有人提出，中医诊疗不必参考现代医学的检查结果，应完全按中医诊疗模式进行辨证治疗，实行所谓纯中医治疗。这在医学知识普及、医疗设施日趋完善的今天是完全不现实的。一个乙型肝炎患者经过中医药诊疗后对疗效目标的追求决不仅是证的改善和消失，而肝脏生化指标的改善、影像学的好转等当然也都是医患共同的期盼。拒绝现代科学的渗透，这些综合的疗效目标是难以实现的。科学与时代是只能前进，不可能倒退的。

中医学面对的治疗目标由中医病证转换到现代医学疾病，这本来是时代进步和科学发展的结果。但正是由于这种转换，中医学的理论困惑因之而生，中医临床、教育和科研的种种困难也随之而来。

近年来，说到中医发展的困境，已有许多学术界人士包括中医界人士发表了许多议论，力图找出原因并找到解决问题的办法。有人从方法学、哲学等不同角度进行探讨，结果越搞越复杂，收效甚微，原因就在于没有认识到治疗目标的转换才是一切困惑的根源所在。其实事情并不复杂，中医学今天遇到困境是必然的，根本的原因就在于中医学的理论体系与诊疗模式已经不能完全适应治疗目标发生全面转换的现实。

治疗目标的转换迫切要求中医学理论与实践也要随之发生改变，需要建构新的中医理论体系，而这又不是在短时间内所能做得到的。新的中医理论体系尚未建立和形成，而原有的理论体系已不能完全适应，这也正是中医学发展的迷茫时段。

治疗目标的转换使中医学一方面不适应，一方面又不得不面对，形成突出的矛盾，这个挑战是根本性的。勇敢地接受这一挑战，根据治疗目标的转换逐步建立起与之相适应的全新的中医理论体系，既体现中医学科学实质和学术精华，又适应现代诊疗，既对证、又对病，这不仅是当代中医人的伟大而光荣的科学使命，也是中医学发展的真正希望所在。

科学环境发生改变

半个世纪以来，特别是近二十年来，科学环境发生了巨大的变化。中医学面对一个全新的科学环境，其自身的局限性和片面性也就更加突出。除在学术上的表现之外，在专业分类、学科设置、科研设计、急症抢救、各项医疗文件规范化书写、医疗法规的制定、教育模式等许多方面，中医或存在局限性与不足，或属理论和方法空缺。一方面，这些缺陷与不足必须借用或借鉴西医学的一些模式与方法来进行弥补和完善，而西医学的模式与方法又未必完全恰当。例如科研课题设计的很多内容是需要借鉴西医学方法的，而这些方法所研究的结果有时却不一定能完整地反映中医学的自身规律。近年来的中医科研大量地引入了实验研究，有的研究已经达到分子生物学水平，临床研究采用随机、双盲、多中心、统计学处理等现代科学方法，研究方案和实验过程看起来都是科学严密的，但是真正的突破性成果却难以产生，这些研究结果对促进中医学的发展所起的作用更是微乎其微，其基本原因也正在于此。这一突出的矛盾对中医学发展形成巨大的挑战，也使中医界业内人士备感无奈。

科学环境的改变，科学理念的深刻变化对中医学的理论体系、知识结构、逻辑思维甚至语言表述等都产生了巨大影响，形成了冲击和挑战。面对这些冲击和挑战，中医学只能与时俱进，回避或坚守壁垒是行不通的。

研究领域日渐缩小

近二十年来，现代医学科学取得了长足的进步，在许多领域发生了革命性突破与进展，许多医学难题得到了根本的解决，使中医学的治疗领域日渐缩小。如对溃疡病的治疗，随着H_2受体拮抗剂、质子泵抑制剂及针对HP（幽门螺杆菌）的抗生素的广泛应用，绝大部分的溃疡可以在较短时间内愈合。这些药服用方便、疗效确切、应用广泛，使得中医药的治疗机会减少。缺少用武之地，也就从客观上阻碍了中医学术的发展与进步。再如现代医学介入治疗、溶栓治疗等许多新技术的广泛开展和应用，也使中医药治疗在某些方面相形见绌，失去优势。随着现代医学的飞速发展，必将有更多的医学难题被攻克，中医学的发展也将受到更大的挑战。

来自伪科学和反科学暗流的挑战

应该看到，在中医药疾病防治工作中，非科学、伪科学和反科学的暗流仍然猖獗。违反科学规律的“X病克星”、“祖传秘方”等随处可见，不负责任、过分夸大疗效的虚假广告充斥于各种宣传媒体。这些广告不但对广大患者就医产生误导，也极大地败坏了中医的形象，导致许多不应有的误解，对中医产生了巨大的负面影响。有些人甚至有些宣传媒体其实并不了解中医的真谛和全貌，或道听途说、或主观臆断，对中医妄加评说，提出诋毁中医的反科学言论。这一方面因为这些人的片面和无知，另一方面也由于这些言论确实受到某些误导视听的错误宣教的不良影响。中医学与伪科学、反科学暗流的斗争还要在一个相当长的时期内继续下去。

充分认识中医学面临的挑战，采取切实有效的应对措施，变挑战为动力，是中医学术进步和事业发展的唯一正确的途径，我们别无选择。

山东中医药大学附属医院 №

□公费 □医保 □自费

科别 内

日期 2008.2.16. **门诊中草药处方笺**

姓名：周某 性别：男 年龄：49 门诊号：

诊断：胃炎

Rp:

川连6g 半夏6g 乾姜3g

苏叶9g 川朴9g 吴萸6g

海螵蛸3g 澄茄12g 山柰9g

儿茶6g 凤凰衣9g 象贝9g

水煎服，日一剂

12付

医师 ______ 工号 ______

审核 ______ 调配 ______

核对 ______ 发药 ______

作者处方手迹：周某，男，49岁，胃炎。川连6克，半夏6克，干姜3克，苏叶9克，川朴9克，吴萸6克，海螵蛸3克，澄茄12克，山柰9克，儿茶6克，凤凰衣9克，象贝9克。12剂。水煎服，日1剂。

中医现代化的理论误区

中医现代化是近年来中医学术界最热门的话题之一。无论是中医政策的制定，还是中医科学研究、中医临床、中医教育等，都把中医现代化视为一个最基本的方向和目标，为此提出一系列关于中医现代化的设想和策略，有的甚至为中医现代化设计了十分宏伟的蓝图。虽然这些构想是十分美好的，有些设计可谓用心良苦，但是中医现代化的进程却一直步履维艰，少有成效。

何为中医现代化呢？1979 年国内有学者最先提出中医药现代化这一概念，而所谓中医现代化的概念寓意是什么呢？近年来有人曾提出："比较多的研究者认为，中医现代化就是中医与现代科学、现代医学接轨，以客观、规范、定量、精确为基本要求，将中医的概念、理论做客观化、定量化转移，采用实证、循证分析的方法，形成中医学的实质研究、物质基础研究，以及在器官、组织、细胞、分子水平的研究，使中医气血、阴阳、脏腑、经络、证等抽象概念可以用现代科学、现代医学的语言进行阐释和翻译，从而使中医成为一门物质基础明确、实质指标客观、数据精确、标准具体的科学。简言之，中医现代化就是中医科学化。”从这段话不难看出，这里所说的科学实质上是指的现代科学和现代医学的分析科学。如果按这样的界定，中医现代化就否定了中医学本身原有的科学属性。完全用现代医学的方法和标准来衡量和界定中医现代化，在方法学上显然也是不恰当的。这是中医西医化而不是中医现代化。

近年来，确实有一种倾向，就是把中医西医化当作中医现代化，认为中医现代化就是用西医改造中医。这种思想倾向忽视了保持和发展中医特色和优势的要求，这与我国政府“中西医并重”的卫生工作方针显然是背道而驰的。

其实中医学作为一门生命科学，本身并不存在什么现代化不现代化的问题。这种提法和概念在理论上是根本站不住脚的。难道目前的中医是古代化或近代化的吗？科学有古代和现代之分吗？如果有该如何划分呢？祖冲之发现的圆周率是古代的还是现代的？而中医怎样才算现代化呢？现代化的标准是什么？如何处理中医特色和中医现代化的矛盾呢？我们该如何回答这些问题？而这些问题不解决，中医现代化又从何谈起呢？

中医学同任何一门自然科学一样，从它产生之日起就从来没有停止过发展和前进的脚步。这种发展一方面是中医学自身赖以生存的实际需要，一方面是科学环境变化对中医学的客观要求。一部中医发展史就是中医理论与临床不断充实、提高、丰富、完善的科学历程，历朝历代都留下了中医学发展的时代印迹。在医学科学高度发达的今天，中医学面临的科学环境发生了巨大的变化，特别是在中西医相互比较、相互竞争的时代背景下，中医学必须加速自身发展。在这一过程中，必然会应用现代科学方法，借鉴现代医学成果，增加新的科学内容。这都是中医科学发展过程中的应有之义，而根本不是什么现代化不现代化的问题。

为什么说中医现代化存在着严重的理论误区？这是因为：第一，中医现代化在理论概念上是不明确的；第二，中医现代化缺少范例和标准；第三，中医现代化缺少操作规范。这些因素决定了中医现代化提法的盲目性。

新中国成立以来，特别是近二十年来，中医学的学术研究有了很大的进步和发展，在观念和方法上都借鉴了很多现代医学的最新成果，成效是显著的。可以预见，今后在中医学研究的许多领域可能还会大量接受现代医学的渗透和移植，使中医学的一些传统理论、传统诊疗方法不断有新的改进和提高。中医学将与时俱进，永远保持其科学的本色与活力，而这些都是科学发展的必然进程，而不是人为地“中医现代化”的结果。

困扰中医临床研究的五大难题

近年来，中医临床研究蓬勃开展，不断取得新的成果并为中医学术进步注入新的活力。但是，从总体而言，仍有许多困扰未能打破，从而影响了中医临床研究的顺利进行。这些困扰概括起来主要有以下几个方面。

无证可辨如何辨？

辨证论治是中医临床诊疗的基本原则和方法学核心，离开了辨证论治，中医的临床特色就无从谈起。但是，由于目前中医临床不但要面对中医病证，在很多情况下还要面对现代医学疾病，而有些疾病的发病是隐匿的，某些疾病的病变性质和程度又不一定与临床表现必然相关，因此常常出现虽有病而无证的现象。临床上有许多患者是在经过各种现代医学的理化检查发现某些客观指标异常而诊断为某病的。如乙肝病毒免疫指标阳性的乙肝病毒携带者，某些肝脏生化指标异常的脂肪肝患者，胆固醇和甘油三酯升高的高脂血症患者及某些高血压患者等。这些病人完全可以既没有任何主观症状和不适，又没有任何外在体征和表现，有的舌质舌苔完全正常，脉象从容和缓，虽有病而无证，让医生面临无证可辨的尴尬。

一方面，这些患者的疾病是存在的，无证并不是不需要治疗，特别是对现代医学尚乏特效疗法的疾病，患者更希望得到中医治疗；而另一方面，中医诊疗的主要依据“症候”又是缺失的，“有是证用是药”是辨证论治的基本原则，无证可辨，何以立法？如何组方？怎样选药？这一切都失去了理论基础和依据，这自然让医生束手无策。

近年来，临床上一些医生对此类病人的治疗采取以辨病为主的策略，主要根据西医疾病本身的发生发展规律，组方用药时更多地关注和参考一些中药的现代药理研究结果。当前中药新药研制其实有时也是在遵循这样的思路。因为这些新药针对的主要目标多半是疾病而非证候，因此这种思路和诊疗方法在有些情况下也许是可行的，有时也能收到一定的或较好的临床疗效。但是，这一诊疗过程已经远离了中医辨证论治的轨道，失去了中医的基本特色，形成逻辑悖论。因此，我们说它肯定是不完善的。

有病无证需治疗，无证可辨如何辨？我们该怎样才能做到在中医理论指导下对这些无证可辨的病证进行正确的中医诊疗呢？

“效不更方”何时更？

“更”的意思在这里是指更换和调整，更方即指处方的更换和调整。中医对更方的原则主张是“效不更方”，而且似乎约定俗成，从未有人对此提出过质疑。于是，我们在临床上经常可以看到一种现象，某些病人的某些疾病经过治疗虽然已经好转甚至康复，而医生在效不更方的理念指导下，可能还会原方继用。有时病人来一个月开一个月方，来两个月开两个月方，处方调整和停药有时甚至变得遥遥无期。

从临床实际看，“效不更方”的观念和提法显然是不尽恰当的。临床上处方无论组方多么正确，用药多么恰当，它的应用都应当是阶段性的，随着治疗的进行和病情的变化，更方应该是必然的。处方的调整包括处方更换、药物增减和剂量增减三个方面。如果某病某证经过治疗后明明已经好转，难道还不调方吗？或本来已经康复，难道还不换方甚至停药吗？可见，正确的更方原则应当是“效更方、无效亦更方”，才更符合临床实际。当然，对无效的判定是需要有一定的时限观察的。

当前，中医临床研究尚未总结和制定出符合病证规律和中医诊疗特点的调方指征，处方的调整和更换多仅凭医生的经验随意而定，这对探索证治规律和总结临床经验显然是不够的。

在对某一病证、病证的某一阶段或某一环节的中医治疗中，处方的调整和更换应该有一定的原则、标准和指征，而这些标准和指征制定的依据是什么？更方的时机如何确定？更方时药物增减、剂量变化的范围应如何把握？我们能否在总结古今大量临床经验的基础上制定出某些病证的调方原则、调方指征、药物加减范围及剂量增减幅度等，从而更有效地指导临床？

个体化与大样本的冲突怎样化解？

个体化诊疗是中医临床的重要特色之一。在中医“同病异治、异病同治”的原则指导下，历代医家在临床实践中无不强调个体化治疗，对于同一病证可因人、因时、因地制宜，综合分析、灵活辨证，而分别采取不同的治法和方药。纵览古今医案，历代医家的智慧学识和经验无不充分体现在他们对疾病的个体化治疗和处方中，可谓鲜活灵动、异彩纷呈，形成中医学最宝贵的科学财富，也是我们今天临床研究最值得借鉴的内容。应当说，中医学的许多特色和优势正是从个体化诊疗中体现出来的，也正是个体化诊疗的实践过程反映了临床医生的独到见解和经验，成就了一代又一代的名医大家。

然而，随着中医治疗目标由中医病证向现代医学疾病的转换，特别是近年来由于中医临床科研广泛而深入的开展和一些重大科研项目的实施，中医个体化诊疗在人们心目中渐渐失去了往日的神采。在临床科研所规定和要求的大样本、多中心、随机、双盲等方法学面前，个体化诊疗失去了用武之地。不但西医学界对中医个体化诊疗不屑一顾，甚至中医界内部也有人对此产生疑问。目前，不但一些重大课题强调多中心、大样本，甚至研究生毕业论文对临床观察也都规定了样本例数的要求。而我们在中医临床科研鉴定意见书上通常看到的最多的建议也是“扩大样本”。

从现代科研要求和方法学角度讲，强调设计统一方案，进行多中心、大样本研究是完全正确和无可指责的。但是多年来，用这一方法研究取得的许多重要的科研成果却不能很好地指导临床，也没有对中医学术的进步发挥实质性的助推作用，这其中的原因究竟是什么？

中医个体化诊疗的特色是由辨证论治的诊疗原则和方法所决定的，而辨证论治是中医临床研究的核心所在，是只能加强而不能削弱的，也就是说中医个体化诊疗也是要继续存在和不断加强的。既然如此，中医个体化诊疗与中医科研大样本要求的冲突应该如何化解？我们有没有办法使二者达到和谐和统一呢？

汤剂用量如何定？

汤剂历来是中医临床应用最为广泛的剂型，中药复方水煎服也就成为临床上绝大部分疾病的最重要的中医治疗方法。汤剂具有吸收快，能迅速发挥疗效，便于加减使用，能较全面、灵活地照顾到每一个病人或不同病证的特殊性等特点，其优势不言而喻。但是，对于今天的中医临床研究而言，汤剂应用的最大困扰在于量效关系难以确定，中药复方水煎汤剂的适宜药液量亦无所遵循，目前也还没有形成对于不同疾病不同方药的相对较为合理统一的药液量要求和规定。临床上一般多由医生凭个人经验随意而定或医生只在处方上写明水煎服，至于水煎几次，水煎后药液应兑为多少则全由病人自己掌控，这中间可能出现的偏差是显而易见的，有的可能水煎后兑为300毫升，有的也可能兑为500毫升，这种量的差异对疗效的影响是可想而知的。这种普遍存在的现状显然是远远不能适应中医临床研究的要求的。

造成这一现状的原因主要来自于两个方面。

一是缺乏可供借鉴的理论和实践依据。古代医学家对于中药汤剂用量大小对疗效的影响早有充分认识，在许多经典著作的处方中我们都可以看到古人提出的符合临床规律的量化概念。在这些不同的处方中，我们经常可以看到对剂量和用法的不同要求，如："以水七升，煮取二升，去滓，温服一升；不愈，更服一升"，"上药以水五杯，煮取二杯"，"以水一斗，煮取三升，分三服"，"用水一盏……同煎六分"，"水一盅，煎八分"，"以水二升，煎减半，顿服"，"甘澜水八碗，煮取三碗，每服一碗，日三服"，等等。这些描述充分反映了古代医学家的科学求实精神。但是，从这些描述中我们也可以看到，古人是以斗、升、杯、碗、盏、匙、盅等作为量具和量化标准的，因而是粗略的、随意的和大概的，同时这些量具如碗可有大小，杯可有深浅，这就使古人的这些经验难以形成充分的理论和实践依据，使我们今天在汤剂药液量的把握上无法遵循和借鉴。

其次，我们今天进行的中医临床研究要大量地面对现代医学疾病，所追求的疗效目标复杂多样，使我们对中药煎剂药液量的把握更加困难。

就目前临床实际情况看，大部分临床医生较为认同的汤剂药液总量一般在300~500毫升之间，一般分为早晚二次或早中晚三次温服。但是对于某些疾病的某些证候、某些阶段、某些环节，中药复方水煎剂的最佳药液量究竟应为多少，我们仍然无法作出回答。我们是通过较大药液量如500毫升以增强疗效，还是以较小药液量如300毫升通过提高浓度而使疗效增强呢？我们确定药液量的依据和标准是什么？是根据疾病的不同性质和程度？还是根据中药复方药味的多少或方剂药物相加重量的大小？我们该如何确定最佳的汤剂药液量，使之既能发挥最好疗效、又能使病人具有较好的治疗依从性呢？

证候能否量化？

证候疗效是中医临床疗效评价的主要内容之一。近年来，在中药新药研制和中医临床科研中的疗效指数无一例外地采用对中医证候量化的方法即尼莫地平法。这一方法根据证候（主要为症状和体征）的程度轻重不同而人为设定相应的分值，然后进行治疗前后或前中后证候量化积分，治疗前积分减治疗后积分除以治疗前积分乘以百分之百，得出一个百分比数值，再人为设定痊愈、显效、有效、无效的标准，如大于75%为显效、大于等于30%为有效、小于30%为无效。这样根据样本数，经过数学统计学处理，最终获得某一治疗方法或药物的证候疗效评价结果。这一方法看似设计严密、计算精确，可谓天衣无缝，其科学性与真实性似乎毋庸置疑。

但是，令人费解的是，多年来严格按照这一方法进行科研所取得的临床研究成果却很难经得起重复与检验，也未对中医临床研究的深入开展产生任何指导与借鉴意义，造成理论意义与实用价值的双重缺失。

这一现状不禁使我们对证候能否量化产生疑问。实践证明，证候量化的疗效评价方法看似完美，其实存在着诸多难以克服的缺陷。首先，这一方法不能排除影响证候感知和表述的种种因素，如病人由于年龄、性别、职业、文化程度等不同而对同一性质、相同程度的如腹痛、腹胀、乏力等症状的感知和表述可有很大差别，而这可直接影响量化积分的准确性。其次，由于临床医生学识、经验甚至工作态度、敬业精神的差异，也会影响医生对患者证候的客观认知，从而在量化分值上出现偏差。此外，如环境、气候、情绪等诸多疾病本身之外的因素对证候的影响也难以在量化分值中排除。更为重要的是，中医治疗的疗效体现有时是渐进的，有些作用是潜在的，是表现为整体性和时段性的，机械的量化计分有时是不能反映证候改变的实质的。

既然如此，我们用什么方法才能做到使中医临床研究既能准确反映证候疗效特点，又能揭示普遍的疗效规律呢?

以上五大困扰是当前中医临床研究所亟需解决的最普遍、最基本的问题，如果连这些最基本的问题都没有解决，则所谓的中医临床研究就将无从谈起，我们也不可能获得任何有意义的结论。

山东中医药大学附属医院 №

科别 内

日期 2007.7.9. **门诊中草药处方笺**

□公费 □医保 □自费

姓名：宋某 性别：男 年龄：30 门诊号：

诊断：

Rp: 肝炎相关性肾炎，尿蛋白++，双下肢浮肿，腰痛，舌淡苔薄白，脉沉细。

R：

覆盆子15 枸杞子15 楮实子15

金樱子15 五味子9 菟丝子15

车前子30(包) 白术15 核桃仁9

黑豆30 桑螵蛸30 茵陈15

嫩白蔻9

水煎二次共兑为400～500ml

早晚二次或早中晚三次温服。

医师 [签名] 工号

审核 调配

核对 发药

作者处方手迹：宋某，男，30岁。肝炎相关性肾炎，尿蛋白++，双下肢浮肿，腰痛，舌淡，苔薄白，脉沉细。覆盆子15克，枸杞子15克，楮实子15克，金樱子15克，五味子9克，菟丝子15克，车前子30克（包），白术15克，核桃仁9克，黑豆30克，桑螵蛸30克，茵陈15克，嫩白蔻9克。水煎二次，共兑为400～500ml，早晚二次或早中晚三次温服。

透视中医教育现状

近年来，中医药教育特别是中医药高等教育遇到了前所未有的挑战和困难，这些挑战和困难对中医药事业的长远发展产生了并将继续产生重要而深远的影响。现今的中医教育存在以下几个现实问题。

毕业生就业压力日益增大

近年来，中医药院校毕业生的就业压力日益增大。其主要原因，首先是中医药院校竞相扩大招生，而接受中医毕业生就业的单位与机构范围较小，毕业生就业渠道有限，造成严重的供求比例失衡；其次是大部分基层中医医疗机构经济效益欠佳，中医学术活动和业务开展困难重重，发展迟缓，有的甚至难以为继，对毕业生失去吸引力，而大城市中医机构如中医院校附属医院、中医研究院等所能容纳的数量又极其有限，能进入的毕业生少之又少，这些单位只能抬高门槛，提高学历、学位层次及附加其他条件，使绝大部分毕业生难以进入，这就形成了要人的单位不愿去、想去的单位进不了的状况。有资料表明，全国2006年中医专业就业率排在所有专业就业的倒数第二位。

毕业生就业的困难和压力，催生了本科生的考研热。很多中医院校毕业生读完硕士读博士，以提高学历和学位层次来争取较好的工作就业机会。而考研热使学生的主要精力集中投入到专业课和外语课的备考，备考的时间又多在本科生实习阶段，这种精力投入的偏斜，挤压了学生临床实习的时间，严重影响了临床技能的锻炼和提高。而对于中医学而言，临床医疗实践又恰恰是最重要的，课堂和书本学习的知识，没有临床实践的消化过程，不可能变成学以致用的实际技能。本科生实习是从理论到实践的重要过渡，缺少了这一过渡，就不可能对中医学有真正的感悟。而进入硕士、博士学位攻读和学习后专业研究方向固定，研究领域缩窄，也就意味着本科生实习这一重要过渡的永远缺失。这对中医后继人才的整体素质所产生的负面影响是难以估量的，也是无法弥补的。

研究生教育千人一面

我国中医药院校自20世纪70年代末恢复研究生教育至今已经走过了三十多年的历程，三十多年来培养了一大批优秀的中医理论、临床和科研的高层次人才，为推动我国中医药事业的发展和学术进步发挥了重要作用。但是，我们在肯定成绩的同时，也应该看到，当前我国中医药研究生教育在培养目标规划、教育模式制定、专业课程设置、导师队伍建设等许多方面都差强人意。其中，研究生论文的撰写要求过于整齐划一，论文内容格式过于程式化等问题更为突出。研究生论文千篇一律，既不能很好地体现导师的学术思想，也反映不出学生个人独到的学术思想和才华，限制了学生的创造性思维。正如曲黎敏教授所言：几乎所有的研究生论文都是实验研究性质，根本没有突出中医药学术特色，甚至有的除中药药名外，论文所有内容根本与中医药无关，完全是西医药学的实验研究。这种研究结果既不能指导中医临床，也不能对中医基础理论的发展产生任何实质性影响……用动物实验来验证中医的疗效及用西医的机制来解释中医有效，似乎不应该成为中医研究的主要方法，因为这对中医理论体系的发展没有任何意义。中医中药的优势、特色和学术水平不但没有得到继承和发展，反而容易陷入十分严重的危机和混乱中。在貌似严谨科学的外表下，中医药特色和实质会迅速蜕变和消失……我认为这绝非危言耸听。目前中医研究生教育在研究方向上的迷失、思路上的混乱、方法学上的误区等，严重影响了研究生教育质量，使我们培养的研究生缺乏学术个性和创造性。这应引起我们高度的重视。

导师队伍建设是提高研究生教育质量的关键。近年来导师遴选特别是博士生导师遴选在条件制定和要求上存在许多偏差。如对学历学位的硬性限制，规定 1953 年之后出生者申请博士生导师必须具有博士学位。这一限制使一大批学术造诣深厚、临床经验丰富、热爱中医事业的优秀人才不能进入这一行列，而一些虽有高学历但却资质平庸，既无学术思想、又无专业特长的人则可能入选。这种唯学历、唯年龄的遴选条件，降低了导师队伍的整体素质，难以培养出高水平的中医人才。

教材问题

教材问题也是当前影响中医教育质量的重要因素之一。一方面，正如有专家所言，中医教材改革的速度越来越快，寿命越来越短，中医基础理论中掺杂的牵强附会的西医学诠释内容越来越多。同时，在教材编写内容上缺乏创新理念，不能把握面对疾病谱的变化应如何增加新的内容。有的教材甚至出现明显的错误，如全国高等中医药院校规划教材《中医内科学》中阴虚水停型鼓胀之代表方不用猪苓汤而选六味地黄汤合一贯煎，类似这样的失误对学生的误导是很自然的。教材编写是一项系统工程，编写人员（特别是主编人员）的学术与专业水平直接关系到教材质量的高低。近年来，教材编写人员的选拔和任用看重的往往是头衔和职务而不是学识和才能，这是导致教材质量难尽人意的根本原因所在。目前尚没有各专业博士生、硕士生的统一教材，不能为学生树立正确的研究方向和掌握科学的研究方法提供系统的理论指导，导致许多研究生研究方向迷失、研究目标不明，也因此难以达到预期的培养目标。

重点学科建设问题

当前，各中医药院校都把争创不同级别的重点学科作为一项重要工作任务，为此投入巨大精力。这本身似乎无可厚非，但从近年来重点学科建设的实际情况看，争创重点学科的种种努力并没有真正把发展中医学术，培养有思想的中医理论家、教育家、临床家作为主要目标，而多是为了提高学校地位、突出工作业绩，往往方向不明、目标不清，学科建设的大部分工作是在应对验收和评估，使学科建设流于形式。目前，从重点学科审评条件和评估标准来看，也存在许多问题，如过分强调学科规模、硬件设置、科研奖项、人才结构等内容，关注一系列相关的数量，而忽视了各学科的学术思想、创新理论建设及体现这些思想和理论的高水平的著作、论文。在评价论文时，片面强调发表刊物的级别，有的甚至以 SCI 发表的论文数量为标准，忽视内容的真实水平和科学价值。在这样的评价标准下，既难以产生重要的学术成果，也难以培养出真正优秀的中医人才。

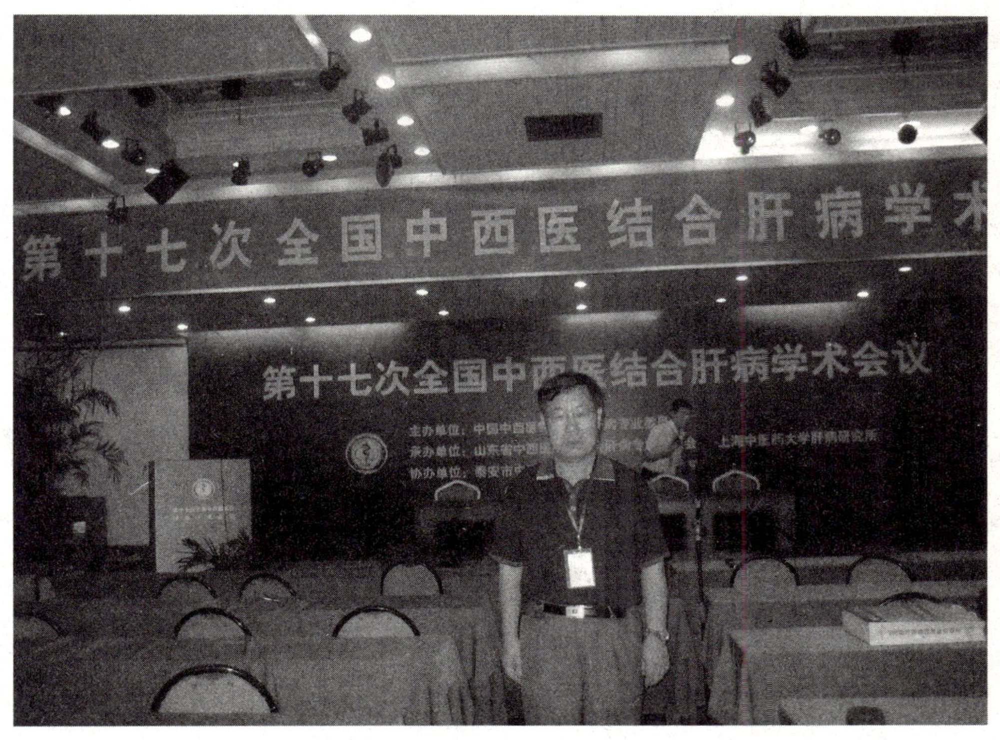

2008 年作者在山东泰安参加第十七次全国中西医结合肝病学术会议

正因如此，目前，在各中医药院校中虽然建设了众多的重点学科，有的规模庞大、力量雄厚、设备完善，但是很多时候却看不到到这些学科的理论成就。这离重点学科建设的目标、离中医学术界对它的期待还有很大的差距。

中医教育担负着培养新一代中医人才的重要任务，中医教育事业发展的状况关乎整个中医事业的示来。必须关注中医教育，以培养真正能够继承和发展中医事业的优秀人才为目标和出发点。

山东中医药大学附属医院 №

门诊中草药处方笺

☐公费 ☐医保 ☐自费

科别 内

日期 2010.3.8.

姓名：魏某 性别：女 年龄：30 门诊号：

诊断：脂肪肝

Rp:

熟军3 黄豆卷15 苡米30

冬瓜仁15 苇根15 生甘草6

黄精15 枸杞子15 决明子15

象贝母9 海蛤壳15 白蔻9

泽兰叶9

水煎二次共兑为450ml，

早晚二次或早中晚三次温服。

医师 尹常健 工号

审核 调配

核对 发药

作者处方手迹：魏某，女，30岁，脂肪肝。熟军3克，黄豆卷15克，苡米30克，冬瓜仁15克，苇根15克，生甘草6克，黄精15克，枸杞子15克，决明子15克，象贝母9克，海蛤壳15克，白蔻9克，泽兰叶9克。水煎二次，共兑为450ml，早晚二次或早中晚三次温服。

中药新药研制的方法学误区及对策

中药新药研制是中药剂型改革和多途径给药的必然要求，也是中医临床研究的客观需要。近年来，一大批中药新药广泛应用于各科临床，既方便了病人，也大大促进了中药产业化进程。特别是近几年来，在国家食品药品监督局制定的药物试验质量管理规范（GCP）的指导下，中药新药研制更趋规范，已成为中医学发展和进步的重要标志之一。

但是，我们也应该清醒地看到，目前中药新药研制在指导思想、试验方法与模式、试验方案的执行与运作方面还存在一些误区与偏差。因此，虽然每年对新药研制投入大量人力物力，每年也有不少新药投入生产与临床应用，但真正公认确有良好疗效的中成药少之又少。这既造成了极大的资源浪费，也阻碍了中医学临床研究的进展。

中药新药研制的方法学误区主要有以下几个方面：

指导思想的偏差与误区

中药新药研制在指导思想上的偏差与误区主要反映在研制者对药

物针对目标的贪大求全。如有的新药针对的是某某疾病如乙型肝炎、糖尿病等，期望通过某种中成药使这些疾病的所有问题都能得到解决，这显然是不现实的。这种指导思想既不符合中医药的疗效定位，也违背了中医药的作用特点，自然也就难以达到预期的治疗效果。

导致指导思想发生偏差的首要原因是研制者对中医药的疗效定位缺乏正确认识。实践证明，中医药可以在疾病的许多方面发挥作用，但其最确切的疗效还是体现在改善和消除疾病的中医证候即现代医学之症状和体征方面。因为“证”是中医辨证最主要的依据，中成药亦然。如木香顺气丸之理气消胀，四消丸之和胃消食，皆对“证”而设，药有所指，针对性强，疗效确切，因此，长期受到医患的信赖，至今仍为临床所常用。而对于疾病发生过程中某些病变实质和客观指标的异常也可能具有一定和较好的作用，但这些往往是不确定的。因此，在设定中药新药的针对目标时，这些只能是从属的或兼顾的。

其次，作用和目标不明确。研制者对中医药治疗疾病的治疗作用、增效作用、减毒作用及纠偏作用等主要的疗效定位并不知晓，也不明确要求研制之药应该发挥主导治疗、辅助治疗或善后治疗等不同目标，这自然会影响治法的确立和组方选药的准确性。

再次，忽视环节用药的基本规律。毫无疑问，中药新药是以现代医学疾病为针对目标的，而每一疾病应当解决的问题绝非一个，治疗的环节也往往有数个或多个。如慢性乙型肝炎可能有胁痛、腹胀、低热、食少、乏力、失眠、黄疸、出血等若干治疗环节需要我们去解决。对此，我们可以针对一个环节，也可以同时针对两个或几个环节，但一定要分清主次。如果对疾病不同的治疗环节和主次先后、轻重缓急都不明确，制定新药研制方案的盲目性也就难以避免。

组方用药的盲目性与片面性

组方用药是关系中药新药研制成败的最关键甚至是决定性的因素。对新药组方用药的要求包括：选药准确、对目标针对性强；既要符合中医理法方药的理论指导、符合君臣佐使的配伍原则，又要体现研制者的经验，还要体现对现代科学成果的借鉴，融入现代科学的理念；既要体现对疾病的宏观调控，又要反映对疾病某些环节的具体针对，只有这样才能保证疗效的获得；同时，还要确保无毒，使用药的安全性得到保证。

对照以上组方用药的基本要求，综观近十几年来国内中药研制的现状，在组方用药方面还存在较为普遍的盲目性与片面性。片面性主要表现在选用某些中药时只注意其作用功效，而忽略了其对脏器组织的毒性和其他不良反应。例如：用桃仁活血化瘀治疗肝硬化，却忽视了其所含苯甲醛、氢氰酸对肝脏的毒性；用川楝子理气止痛，却忽视了川楝子破坏肝细胞的副作用，用之有害无益；治疗肝源性糖尿病应用天花粉，只注意了天花粉生津止渴对消渴的治疗作用，却忽视了天花粉的肝脏毒性，用后反使肝脏炎症加重；用何首乌治疗脂肪肝，只注意了何首乌的降脂功效，却忽略了其所具有的肝脏毒性作用，久用则肝损伤反而加重，事与愿违；治疗高血压，忽略了甘草造成的水钠潴留反可使血压升高的副反应，用之使血压更高；等等。

组方用药的盲目性还体现在违反疾病发生发展的基本规律，如肝损伤本应选用具有免疫抑制的药物，有的却在护肝降酶药中加入灵芝、茯苓等具免疫促进作用的滋补中药，用后反而使 ALT 升高，加重肝损伤程度。凡此种种，皆是研制者学识不足，缺乏经验所致。

实施规则的程式化与表象化

目前，中药新药临床试验的程序和资料要求看起来似乎是严密的、合理的、可行的，但是在许多情况下，这些规则和要求过于程式化和表象化，有时甚至成为一种潜规则，所要求的资料也往往是因文设议，如中标资料中必有的用中医理论阐述适应证的病因病机，对方药配伍的君臣佐使的分析，中药方解及现代药理研究综述等。这些资料是为新药试验通过审批服务的，并不能从本质上提高新药的研制质量，称其为文字游戏，似乎并不为过。经常有研制者单独另请有关人员撰写方解等有关材料，这实际上是一种文字粉饰和造假。

而在临床试验方案的执行和运作中则难以见到失败的案例。一张表格、一行数字的真实性究竟如何，有无数字游戏，也使人心中难免忐忑。因为，我们常常不能对这些临床试验资料作出准确的判定。正因如此，一些知名专家甚至临床大家的良方效方往往因人力、财力等因素不能入选获批进行新药研制，而进入新药研制的组方则可能是一些既缺乏理论基础、又无经验积累的平庸组方，浪费大量的人力物力资源，投入临床应用却收不到应有的疗效，有的很快即被淘汰。这也正是目前中药新药良莠不齐的根本原因所在。

此外，由于受利益的驱使，目前中药新药研制的申报存在着很大的随意性，这一方面使新药研制质量难以保证，同时也造成病种之间新药品种的多寡失衡。

中药新药研制应该注意如下问题：

首先，在中药新药研制指导原则的把握上，应当明确中医药在某些疾病的作用领域和疗效定位，分清某一新药对某一疾病所要发挥的主导作用、辅助作用和善后作用等不同目标，这样技术路线和试验方案的设计才能目标明确、科学实用。

其次，要明确某些疾病可能有许多环节要解决，中成药生药含量较低，有时不可能解决所有问题。因此，针对面不能太宽，针对性要强，才能保证疗效。如肝硬化，可以研制利胆退黄药、利水药、止血药、活血散结药，分别解决病人出现的黄疸、腹水、齿衄及肝纤维化等问题。根据病情，可先用一种，或几种同时应用，这种环节用药的思路对中药新药研制是适用的。

第三，决定中药新药质量和药效的关键是组方用药，而组方用药水平的决定因素是相关临床专家。国家有关部门应该有计划地组织国内外公认的各专业知名专家协作攻关、集体讨论，共同拟定各专业、各病种的新药组方，然后与药理专家商讨，共同确定药物剂型，再按程序进入新药研制步骤。这样的过程可以最大限度地改变目前新药研制申报的随意性，同时解决中药新药研制各病种之间的不均衡问题。

№

山东中医药大学附属医院

□公费
□医保
□自费

科别 内

日期 2010.9.10. **门诊中草药处方笺**

姓名：李某 性别：女 年龄：57 门诊号：

诊断：十二指肠球部溃疡。

Rp:

黄连9g 半夏9g 干姜6g

吴萸9g 白及9g 焦曲9g

海螵蛸30g 甘草3g 公英15g

炒灵脂9g 蒲黄9g 白蔻9g

水煎二次共兑为400~500ml

早晚二次或早中晚三次温服。

医师 [signature] 工号

审核 调配

核对 发药

作者处方手迹：李某，女，十二脂肠球部溃疡。黄连9克，半夏9克，干姜6克，吴萸9克，白及9克，焦曲9克，海螵蛸30克，甘草3克，公英15克，炒灵脂9克，蒲黄9克，白蔻9克。水煎二次，共兑为400～500ml，早晚二次或早中晚三次温服。

特色是把双刃剑

长期以来，我们在中医药学术研究、学科建设、医院建设、中医教育及临床诊疗等许多领域，一直都把突出中医特色作为一切工作的指导方针，有人甚至把是否突出中医特色、有没有突出中医特色视为关系到中医兴亡的关键所在。上世纪80年代初，衡阳全国中医会议的主题就是“保持和发扬中医特色”。近年来，不少中医业内和业外人士也都对突出中医特色问题发表意见，提出建议。如何保持和发扬中医特色已成为一个关系中医药事业发展的重要现实问题摆在我们面前。我们究竟应该如何认识中医特色呢？

“特色”不等于“优势”

所谓特色，就是指事物区别于参照物或参照对象的本质特征。中医学特色就是指区别于西医学而中医学独有的理论体系、诊疗方法、管理模式等。这些特色首先是独有的，是相对于西医学而存在的。

我们现在所说的保持和发扬中医特色，在大多数情况下主要是指学术层面上的。譬如我们通常说的中医整体观念、系统论的思维方式、望闻问切的诊断方法、辨证论治、中药君臣佐使的配伍原则及针灸推拿等特色疗法。这些特色是在中医学长期一花独秀的状态下形成的。随着西医学进入我国并成为主流医学，虽然中医学原有的这些特色仍然是鲜明的，但是有些特色的优势却已经或正在受到现代科学的巨大冲击，特别是当前疾病谱的变化、治疗目标的全面转换、科学背景的巨大变化等都对保持中医特色提出了挑战，大大增加了保持中医特色的困难。与以上变化相适应的特色得以保持甚至更加突出，而与之不相适应甚至背道而驰的特色就逐渐变得脆弱不堪，甚至行将消失。

应该看到，在更多情况下，特色用在艺术上似乎更为恰当。例如：美术，国画强调写意，而油画重在写实；音乐，国乐与西洋音乐，键盘音乐与弦乐，都各有特点。他们之间不会产生任何的冲突，他们是平行的。但是科学则不同。科学的最高境界和基本要求却是强调规范和标准。中医学与西医学虽属两种不同的医学体系，但二者同为生命科学，两者所针对的客体是相同的，疾病的实质也是一致的。因此，无论中医或西医，各自的诊疗规范化、标准化建设就成为唯一正确的选择。而且，随着医学科学的发展，最终实现中西医的融合和归一，应该是必然的。笔者大胆揣测：也许这种合二为一的新医药学更具有鲜明的中国医学特色。

如何保持和发扬中医特色

强调保持和发扬中医特色，我们首先应该认识到，特色与优势本不是同一个概念，只有当这些特色具有真正的优势时，才能长久地保持下来，才能有恒久的生命力。如果与西医学相比，虽有特色但并无优势或优势不明显，则势必逐渐淘汰，自然消亡。因此，保持和发扬中医特色，要求我们首先应当明确，在当前全新的科学背景下，中医学究竟哪些特色具有优势，而哪些是虽有特色但无优势或优势不明显，从而确定我们中医学术研究的方向和目标。对那些既有鲜明特色，又具有明显优势的理论与方法，我们都应当将之很好地继承下来，并不断赋予其新的科学内涵，从而使这些特色不断得到强化。只有如此，才会使这些特色永远立于不败之地。如果将特色与优势在概念上混为一谈，片面强调突出特色，为特色而特色，则势必事与愿违。

关于保持和发扬中医特色和优势，我们应完成三项任务：一是继承，就是保持和传承好具有优势的中医特色，并使之发扬光大；二是强化，就是根据治疗目标的转换和疾病谱的变化，不断强化中医现有特色，进行理论和方法学的不断完善和补充，使这些特色优势长存；三是促变，在不断强化的过程中，促使这些特色真正转变为优势。在这一“保特促优”的过程中，中医特色优势的保持状况如何和发展速度快慢又可作为我们评判中医学术发展状况的重要标准。

同时，我们还应该清醒地认识到：中医学的特色与优势都是相对的，是可以变化的，有的甚至是有阶段性的。随着现代科学的飞速发展，有些特色和优势正在经受巨大的挑战，某些特色可能会逐渐淡化。如中医历来以“简、便、廉、验”见长，但是中药水煎服的应用方法对广大的学生和打工一族而言就不具有简便优势，这些人能接受水煎服方法的少之又少；再如面对现代医学疾病这一新的治疗目标，辨证论治的中医特色所表现出来的直观笼统性、主观随意性及某些疾病无证可辨的困扰等。这些事实都提醒我们：中医学只有与时俱进、不断进行自我完善与补充，才能使其特色与优势长盛不衰。例如，考虑以中药剂型改革来弥补水煎服可能遇到的不便；进行“证”的内在本质研究，制定科学统一的疗效评价体系，克服中医诊疗的直观笼统性与主观随意性等。这些都是强化特色和优势的有力措施。这也正是当前中医学术研究的主要任务之一。

总之，特色是把双刃剑。我们一方面要切实保持和发展确有优势的中医理论、临床诊疗等方面的特色，另一方面又要清醒地认识到，中医学作为一门生命科学和防病治病技术，科学规范才是中医发展的永恒主题和终极目标。规范诊疗是中医临床研究的最高科学境界。中医特色首先应该在科学规范的前提下体现。片面强调特色，而不重视科学规范，必将对中医事业发展产生负面影响。正因如此，近二十年来国家中医管理局领导组织出台了一系列行业规范，如中医病历书写规范、中医处方格式规范等，对规范中医医疗行为发挥了重要作用。

保持和发扬中医特色的最终目标，正是为了使中医突破经验用药的藩篱，真正达到规范诊疗的科学境界，从而提高临床研究水平。从这个意义上说，也许有一天，中医的某些特色可能淡化了，但是它科学的内涵却更加丰富，诊疗方法也更加完善，从而使它的生命力更加旺盛，而这正是我们所期盼的。

制约中医药发展的经济学瓶颈

所谓经济学瓶颈，是指中医医疗活动因价格因素对中医各项事业发展所形成的制约。我们历来视简、便、廉、验为中医的主要特色和优势，从道义和医学服务宗旨而言，对患者提供价廉质优的中医医疗服务无疑是完全正确的，是符合中医服务宗旨和仁爱理念的。但是，长期以来，在市场经济环境下，低廉的价格虽然能使病人暂时受益，但同时也减少了中医医疗机构的经济收入。在当前财政投入有限、合理有效的补偿机制尚未建立的情况下，中医医疗机构在规模扩大、设备购置、人才培养及基本建设等方面，往往因价格低廉、医疗经济收入不足而困难重重，各项事业更是举步维艰。目前，县级以下中医医疗机构普遍经济效益欠佳，有的甚至难以为继。中医诊疗费用低廉，本来是节约医疗资源和费用，却无法维持市场环境下的生存，使中医特色得不到发挥，使中医事业发展受到制约。从长期和大局的角度，不利于我国卫生事业的发展，不利于人民健康。

这一现状引起不少有识之士的关注。在 2009 年中国科协举办的“新观点，新学说”学术会议上，不少与会代表呼吁通过将中医院纳入医保定点范围、政府加大对中医院投入、增加中医院诊疗收费项目、对收费项目合理定价等措施，来改变目前中医药收费项目少、收费价格偏低的状况，从而改变中医药发展的经济困境。

中医经济收入低的原因

中医与西医之间价格差距的形成是由多方面因素所造成的。两者差距产生的主要根源首先在于，西医原是工业化产物，具有规模优势。现代医学的发展是建立在生理、病理、生化等各类基础学科上的，因此西医临床诊疗需要借助一系列的生化、免疫、影像等检查来对疾病作出明确诊断，因而在诊疗过程中也更多地依赖各种医疗器械和设备。而中医诊断的手段主要是由医生通过对患者的望闻问切四诊收集临床信息，然后进行综合分析，辨证论治。虽然这一过程对医生学识、技术、经验、悟性的要求并不低，甚至更高，但总体上说，中医诊疗主要依靠医生的经验和智慧，往往并不一定特别需要各种器械和设备来进行现代化检查，这使得中医和西医在人力和物力耗费上自然形成较大差别。目前我国在医疗收费的价格制定上又存在重器械检查、轻智慧劳动的偏差现象，就更决定了中医收费项目大大少于西医、收费价格更普遍低于西医。

其次，对中医医疗服务项目价格制定不合理。如一项关于中医收费状况调查显示：某地区所有中医院普通针灸一次仅 4 元，眼针、耳针等再加收 4 元；某省三级中医院灸疗，一次 20 元；某省三级中医院做普通针灸，一次 10 元。不久前，这一省市物价部门将普通针灸的价格提升为每次 20 元，然而这与西医治疗费、手术费等相比仍不可同日而语。如某市一项对 1995 年中医价格标准调查显示，中医针刺治疗价格为 7 元，只需要挂号一次即可治疗 5 次，与西医的换药、注射收费属于同一档次，而针刺的认穴、手法，需要丰富的经验与较高的技术含量，一次治疗往往需要20分钟以上。中医治疗骨折的小夹板固定只需要收费数百元，而同样疗效的西医骨科手术至少需数千元。所得与付出严重倒挂，打击了中医医务人员的积极性，人才大量外流。收益不佳甚至亏损使中医医疗机构面临萎缩状态，不少综合性医院中医科室关门或合并。这项调查结果促使该市于2009年进行了部分中医药服务价格的调整，受到中医界普遍欢迎，认为此举改善了中医药服务价格偏低的状态，有利于促进中医药事业的健康发展。

经济瓶颈“扼杀”中医事业

前几年出台的控制医院药品收入占全院总收入比例及去年卫生部作出的推进医药收入分开改革，取消药品加成的政策，进一步压缩了中医诊疗的主要的利润空间，从而使中医药机构和中医人员的收入进一步减少，这对中医各项事业的发展殊为不利。

2009年，某大学卫生管理与政策研究中心进行了一项名为“中医药服务项目纳入基本医疗卫生服务制度建设研究”的课题研究，初步收集了中医药服务项目补偿分析的完整资料，完成了基础调查。该研究通过对二市一区一县的三级中西医医疗卫生机构的中医药服务资料进行了调查和测算后认为：中医针灸、推拿、非手术整骨和手法复位类的许多项目是亏本的，而且中医人员收入低于西医。中医药服务项目经济效益比较低，成为许多中医院“弃中重西”的主要原因。在市场经济条件下，经济利益的驱动使中医药服务机构开展中医项目动力下降，同时随着服务量的减少，成本越来越高，亏损越来越重，医疗机构也就越不愿意开展，中医药服务人员提供服务的积极性也越受挫。久而久之，中医药服务项目的应用和发展陷入了恶性循环。具有简便廉验特点的中医适宜技术，本应在服务广大患者中发挥巨大作用，但事实上，已难以开展，特色优势得不到发挥。

改革建议

从总体和宏观上改变这一现状，应从以下几个方面入手。

首先，制定与中医事业发展和中医医疗机构自身发展规律相适应的经济运行政策，根据中医医疗服务特点与西医的不同，在收费项目设置、收费价格制定等方面与西医有所区别。例如，与西医院相比，可适当提高药品收入占全医院总收入的比例，在中医医疗机构，中医药收入可暂不分开，暂不取消药品加成政策等，以缩小与西医院之间收入的差距。

其次，制定合理的中医医疗收费价格标准，适当提高技术含量较高的中医诊疗技术如针灸、推拿、手法整骨等治疗的收费。

其三，建立合理完善的补偿机制。要充分认识到，中西医由于诊疗模式和过程不同，在相同付出的情况下，经济收益仍可因许多因素存在较大差距。在多数情况下，这些因素是不可控的，因此亟需建立起合理完善的经济补偿机制。要允许中医医疗机构某些特殊专科、特殊专业保本运营甚至亏本运营，由政府进行适当资金投入和经济补偿，像保护民族工业那样保护中医药事业的发展，保证中医机构各项工作的顺利推进，中医工作者也能得到与付出相适应的收入，从而激发从事中医工作的热情和积极性。

山东中医药大学附属医院　№

□公费
□医保
□自费

科别　内
日期　2001.6.7.　门诊中草药处方笺

姓名：翟某　性别：男　年龄：59　门诊号：

诊断：慢性前列腺炎，排尿不畅。

Rp:

川萆薢15g　车前子15g（包）　炮山甲15g（先煎）
桃仁9g　王不留行12g　蒲公英15g
生甘草6g　赤芍15g　牛膝12g
南红花9g　冬葵子15g　白蔻9g
皂角刺9g

上药水煎2次共兑为400ml
早晚2次或早中晚3次温服。

医师　尹常健　工号

审核　　调配

核对　　发药

作者处方手迹：翟某，男，59岁。慢性前列腺炎，排尿不畅。川草薢15克，车前子15克（包），炮山甲15克（先煎），桃仁9克，王不留行12克，蒲公英15克，生甘草6克，赤芍15克，牛膝12克，南红花9克，冬葵子15克，白蔻9克，皂角刺9克。上药水煎二次，共兑为400ml，早晚二次或早中晚三次温服。

全方位审视中医医院“西化”

近年来，中医医院“西化”现象引起中医界的普遍关注，成为热议话题。有人列举中医院“西化”的种种表现，并对其发生的根源进行分析，也有人对中医医院“西化”现象提出批评，认为现在绝大部分中医医院已经不姓“中”，有的甚至完全改姓“西”了，认为这是阻碍中医发展的关键力量，从而表现出深深的忧虑。

各级中医医院是我国主体中医医疗机构，承载着传承中医学术、开展临床研究、进行中医医疗服务等重要使命。从某种意义上说，中医医院的发展状况直接影响中医事业的发展甚至成败。因此，中医医院“西化”这样一个事关中医医院发展方向的原则问题理应引起我们的高度重视。然而，中医医院“西化”同时又是一个十分复杂的问题。对这样一个复杂的问题，我们需要的不是一味指责，而是用理性的眼光、宽广的视野，正确认识、全面分析，从而寻求对策，找到解决问题的办法。

怎样才算中医医院“西化”?

怎样才算中医医院“西化”? 这一问题看似简单,准确回答并不容易。目前,对于中医医院”西化”在概念上并没有准确界定。时下较为流行的看法一般认为,所谓“西化”是指“西医化”,中医医院西化是指中医医院在从事中医或以中医为主的医疗活动中,从总体格局、管理体制、运行机制、专业设置、科室分布及临床诊疗思维模式等各个方面所表现出来的西医化倾向以及中医的主体地位受到削弱甚至丧失的现象。

有人曾指出:“何谓‘西化’? 从本质上说,就是临床思维的西医化,以及由此带来的诊断、治疗上的西医化。具体表现就是‘对症治疗’和‘中药西用’,也就是说,临床诊治不能自始至终地坚持以中医理论为指导,以辨证论治为原则。‘西化’另一个方面的表现就是中医院开设西医科室,从诊断到治疗完全照搬西医模式。”

也有人认为:“一个中医医院是不是姓‘中’,是不是西化,关键看三条:第一条是在办院指导思想上,是否坚持了以中医为主体,在引进西医技术上是否坚持了‘中医为体,西医为用’,充实西医的目的是否为了增强和发展中医,在发展西医的同时是否更加发展了中医;第二条是看中医与西医的比重有多大,包括人员配备、科室设置、治疗手段、业务收入、文化成分等,如果中医比重为主,医院则姓‘中’,如果西医比重越来越大,中医比重越来越小,这就是中医医院的西医化;第三条是看管理模式,重点是看医疗护理文件书写,如果医疗护理文件书写都成了西医的,这所医院就全盘西化了。现实中,中医医院普遍存在着不同程度的西化倾向,个别中医医院西化倾向还比较严重,必须加以纠正。”

以上两段论述分别从学术和管理模式两个层面表述了对中医医院“西化”的看法。这些看法虽然并非完全准确，也不能说就是判定中医医院是否西化的标准，但应该说还是基本上代表了当前较为普遍的观点。

中医医院“西化”的产生根源

当我们深入分析所谓“中医医院西化”现象根源的时候，我们就会发现，我们在批评中医医院“西化”时忽略了一个基本的事实，那就是——作为现代中医医疗机构的各级中医医院在结构和格局上本来就是完全按照西医医院模式建立的，从来就没有“中化”过，而“西化”则从一开始就是必然的。

首先，在中医学长达两千多年的发展历史中，虽然形成了深厚的学术积淀和丰富的经验积累，留下了宝贵的科学财富，而且从周代就有了医学分科，宋代就有了太医局、安济坊、慈幼局等医疗机构，历朝历代也都有中医药铺、个体诊所等，但是这些都不能算是现代意义上的医院。在中医产生发展的漫长的历史过程中，中医的行医方式主要是个体行医。在上世纪中叶之前，中医根本没有办医院的历史。

新中国成立以后的半个多世纪以来，我国相继成立了各级中医医院，使我国真正有了独立的中医医疗机构。这些医院的模式和结构是借鉴甚至完全按照西医模式建立的，如科室布局、专业设置、病房管理、门诊规制、医院内部结构等，与西医医院都是基本一致的，只是增加了必要的中医内容和程序，如设立中药房、煎药室、针灸科、推拿科等特色科室，在整体框架上与西医医院并无二致。正因为中医没有自身的建院模式和规制可循，原有的中医行医方式又远远不能适应现代社会对中医服务的需求，因此，要建立医疗功能齐全的中医医院，只能照搬西医模式，这是不以我们的主观意志为转移的。

其次，由于目前中医还没有形成系统权威的行业基本标准和专业技术规范，因此中医医院目前的管理体制、运行机制、运作模式等都是沿用西医医院模式，在医疗活动中所推行的也几乎都是西医的医疗法规。我们在医院内进行的各项中医医疗活动、即使是以中医为主体的医疗活动，也都必然受这些体制、机制和法规的约束。因此，中医与西医的比重大小有时并不能作为判定中医医院是否西化的标准，因为中医所占的比重再大也是在西医的运行机制中进行的，并不能改变“西化”的实质。

其三，由于科学环境的巨大变化，中医面对的治疗目标已经由单纯的中医病证全面转换到现代医学疾病，病人是以糖尿病、冠心病、肾炎、乙型肝炎等西医疾病按相关专业入住病房或去门诊就医的，这就使得整个治疗过程不但要进行相关的中医治疗，还要按照现代医学的医疗规范去进行相关要求。例如，医疗文件的书写是在西医模式内加写中医内容，而医嘱对护理等级、饮食要求、必要的理化检查、生命指征的常规检测等则完全遵照现代医学标准的进行，危重急症的抢救治疗则更离不开西医急症医学的技术规范，而绝不会因为是中医医院、是中医医生就置必要的西医救治技术于不顾。医学和医生的神圣职责是救死扶伤，而不是看其在救治手段上运用的是中医还是西医手段。

其四，各级中医医院生存和发展的客观需求也是中医院“西化”现象普遍存在的原因之一。由于中医诊疗较之于西医普遍收费项目少，收费价格低，从而使医院总体收入减少，成为制约中医发展的经济学瓶颈，使中医医院的事业发展受到影响，有的甚至难以为继。设置必要的西医科室，开展必要的西医诊疗项目，购进必要的医疗设备以提高门诊量、增加医疗收入，就成为势所必然。从目前实际情况看，凡是运行良好、中医特色突出、发展较快的中医医院往往是现代医学项目齐全、设备完善、效益良好，能为中医事业的发展提供强有力支撑的医院，而并不全是姓“中”的结果。

综上所述，中医医院“西化”根源虽多，但最根本的原因还在于国家相关政策和医院内部的西化体制。在目前这种体制下，想不“西化”是不可能的。

中医医院“西化”给我们带来了什么？

如前所述，目前我国中医医院在形式结构、管理模式和运行机制等方面的确不能算是姓“中”。而这种西化现象的产生既有历史的根源也有现实的原因，应该说是必然的，而不是我们要不要和愿意不愿意的问题。“西化”对中医学术和事业发展产生的影响是重大的和深远的，我们要用理性的眼光进行全方位的审视。

首先，我们应当肯定现行西医结构模式的中医医院对中医学发展所作出的巨大贡献。

第一，各级中医医院的建立使中医走进了现代正规医院的大雅之堂，从根本上改变了中医的行医方式，彻底结束了游医、铃医和坐堂医等个体行医的历史，使中医真正有了属于自己的现代意义上的正规医疗机构，使中医医疗活动走上了规模化发展的康庄大道，这一开创性和革命性事件是中医发展史上重要的里程碑。

半个多世纪以来，各级中医医院在中央和各级主管部门的关怀和扶持下，规模不断扩大，建制不断完善。各级中医医院汇聚了各专业各层次的优秀人才，充分发挥他们的技术专长和才干，吸取他们的宝贵经验和智慧，形成各专业大小不等的技术队伍。医院在统一规划的基础上，完善专业设置，扩大服务功能，为疾病预防、保障人民群众健康作出了巨大的贡献。特别是自上世纪 60 年代以来，各级中医医院在组织流脑、乙脑、甲型和乙型肝炎、非典、甲流等重大传染病和高脂血症、脂肪肝、糖尿病、高血压等现代生活方式病的防治过程中，进一步体现了中医药治疗的特色和优势，发挥了不可替代的作用，显示了中医药强大的生命力。

第二，各级中医医院内医技科室的设立，使就诊患者都有可能得到西医疾病的明确诊断，使中医临床既能治疗中医的“证”，又能针对西医的“病”，使中医的研究领域得到进一步拓宽，治疗范围进一步扩大。在长期的医疗实践中，中医学得到新的发展，逐渐形成了辨病与辨证相结合的新的诊疗模式，架构起了中医学与现代医学科学沟通的桥梁。这对中医的学术进步及与世界的接轨都有着十分重要的意义。

第三，保证了中医临床科研工作的顺利开展。中医医院各科室设置的完备、研究项目的开展，对探讨证治规律，总结临床经验、进行新药研制、开展剂型改革等中医药研究发挥了重要的领导、组织、协调、督查作用。大部分中医药临床重大课题的协作攻关都是通过中医医院这一单位形式来进行合作的。

第四，中医医院是适应院校教育、培养合格中医人才的重要基地和组织保证。传统中医以师承教育为主，不能适应现代社会对于中医教育的要求。新中国成立以后，我国大力发展中医药院校教育，相继成立了多所中医药学院和大学。中医医院承担起了中医院校学生实习和临床教学的重任，为培养优秀中医人才发挥了不可替代的作用。

综上所述，以西医模式建立的中医医院对我国中医事业发展所发挥的重要作用是不能抹杀和否认的。但是，我们也应清醒地认识到，这种“西化”体制的中医医院对中医学术和事业发展的负面影响和冲击也日益凸显出来。应该说中医医院的“西化”模式已经完成了它的历史使命，到了非改变不可的时候了。

首先，我国各级中医医院现行的运作模式与我们所追求的中医发展目标存在着难以克服的逻辑悖论，从而制约了中医的发展。具体表现在：突出中医特色与强调医疗规范的矛盾；辨证论治的灵活性与标准化建设的背离；中医个体化诊疗的优势与临床研究必须执行的多中心、大样本之间的冲突；我们一方面加强中医医院的中医文化建设，一方面又要严格以医学科技的标准去检查和要求医疗质量；一方面从哲学人文的层面去强调中医学的博大精深，而一方面医疗事故的鉴定却必须依据救治过程中的技术细节是否正确、有无失误和疏漏来作为唯一的评判标准。这些矛盾的两个方面应当说都是正确的，它们之间的轻重我们该如何权衡？这些无形的冲突又该怎样化解呢？

其二，在目前中医医院普遍“西化”的运行体制下，中医从业者承载着双重压力，需要付出双倍的努力与艰辛。他们既要运用中医理论和方法去进行中医医疗活动，又要熟练掌握西医诊疗技术，以适应治疗目标转换特别是危重急症救治的实际需要。许多中医人不得不将主要的精力投入到相关的西医技术的学习之中，这种精力投入的偏移对中医临床水平的负面影响是不可估量的。

更由于目前尚未建立起中医独立的评价体系，目前在中医医院内对临床医生的评价常常不是以中医理论水平的高低、实践能力的强弱及临床经验的多寡为依据，而更多注重的是科研奖项的级别甚至是否发表过 SCI 论文，职称晋升、职务升迁或进入某些行列审评也主要按西医的标准和要求进行。这样畸型的评价体系使大批既有深厚的中医理论造诣、又有丰富的临床经验的优秀中医人才难以进入某些行列，从而大大挫伤了中医从业者的积极性，限制了中医学精髓的传承和发展。

其三，目前，受西医诊疗思维模式的冲击和影响，中医临床诊疗在借鉴现代医学成果的同时，诊疗模式也在不断发生着变化，甚至出现严重的向西医偏移现象，辨病重于辨证及中药西用现象日益突出，很多中医医生可以对疾病作出明确的西医诊断并进行相应的西医治疗，却辨不准中医的证，开不对中医的方，选不好该用的药，使中医特色日益淡化，中医优势逐渐丢失，在很多中医医院的有些临床诊疗中，中医甚至了无痕迹。

而中医科研则完全西化。从选题立项、课题设计，到技术路线、实施方法、统计学处理等无一不是在套用西医的思路与模式，中医西医拉郎配，盲目追求高起点，实际上已经完全脱离了中医学的轨道。所有这些都使中医学研究受到无形的挤压。如果这种学术西化不解决，有一天中医的特色和优势必将丧失殆尽。这绝非危言耸听。

其四，在现有的中医医院体制下，中医学在学科建设、人才培养、学术交流等诸多领域逐渐向西医模式靠近，有的已经完全以西医模式为标准，逐渐远离中医学自身发展的规律。过分强调规模化、脱离医院实际、盲目搭建所谓学术平台，建设研究中心，组建学术团队，制定许多不切实际、脱离临床的指标并以此作为考核和验收的标准，追求的多半是形式上的繁荣，忽略的却是中医学自身发展的规律。中医临床研究不是登月工程，团队的力量固然重要，而中医人个体的经验和智慧更是不可或缺。中医学的传承和中医事业的发展需要一大批理论造诣深厚、临床经验丰富、专业技能精湛的临床大家，并充分发挥他们的辐射和领军作用。在目前的中医医院西化的体制下，这一目标是难以实现的。

当前，在中医医院内部，中医的主体地位日益削弱，有的甚至完全处于从属的地位。实际上，我们现在挂的是中医医院的牌子，干的是中西医结合甚至是西医的事；端的是中医的碗，吃的是中西医结合甚至是西医的饭。这一现实如果不能得到彻底改变，中医的前途令人担忧。

韩国韩医医院给我们的启示

如上所述，目前，中医医院种种西化现象的形成是有其历史与现实原因的。当我们讨论西化现象可能会对中医事业发展产生的不利影响时，我们自然会产生一种强烈的愿望，那就是寻找真正姓“中”的中医医院范例，从而为我们提供真正有益的借鉴。

客观地讲，目前国内尚难找到真正姓“中”的中医医院范例。笔者倒是在韩国见到有一家医院算是真正姓“中”，这就是韩国首尔庆熙大学附属韩方医院。该院的管理和运行机制完全按韩方医学即中医学模式进行，给我们许多有益的启示。笔者曾在1997年11月作为访问学者在该院进行学术交流，所见所闻，使人感慨良多。

首先，庆熙大学附属韩方病院的专业设置完全按中医疾病分类法进行。例如内科，分为心系、肝系、脾系、肺系、肾系等不同的专业和科室，他们的业务活动也在相关的范围内进行，如脾系内科即相当于我们的消化内科。

其次，韩方病院医生严格遵循中医学的一些基本理论，尤其推崇韩国古代医学家创立的四象医学理论体系。几乎每位医生都会针灸，病人就诊先下针，后开中药。方剂和中药全用代号，如HK057为补心健脾汤；每味中药又有代号，如桂枝为GZI、莱菔子为NBJ、大豆黄卷为DDHJ、鸡内金为GNG等。每位医生都有一本医院统一印制的方剂和药物目录，医生只要写出处方和加减药味的代号，药局就可以对号配药。这就使得医生处方用药只能以经方为主，充分体现中医传统治疗特色。

其三，医生只有中药处方权，而不能开任何一种西药，甚至连一片维生素C也不能开。病人如需抢救，可立即转到在同一个院内的西医大楼进行救治，而医院的患者若需中医治疗，则转到韩方病院进行治疗。这种一个院落，两家医院，既各自独立，又互相关联的布局使韩方病院得以充分保持传统医药治疗的本色。

由于以上措施的施行，该医院各项工作走在健康运行的轨道，深受韩国人民信赖，来此医院接受韩医（中医）治疗已成为很多人的首选。在医院取得良好的社会与经济效益的同时，也大大激发了医务工作者的工作热情，他们专心研究中医学的经典理论，使之更好地服务于临床。更由于中医、西医两家医院同在一院内，病人一些必要的西医检查和救治可以及时而方便地进行，而在西医医院就诊的患者需要中医治疗时即可随时转韩方医院进行传统的中医治疗。这既使得韩方病院很好地按中医自身特色和规律发展，同时又与现代医学有广泛的沟通渠道。韩医医生学习和熟悉现代医学知识完全是为了开阔视野，从而更好地研究韩医，因为他们的评价和考核体系只按韩医的标准进行。该医院的运作模式能否给我们有益的启示？

一院两制，防止中医医院“西化”的根本途径

中医医院西化现象已经对中医事业的发展产生了极为不利的影响，引起中医界不少有识之士的广泛关注和忧虑。也有人就解决西化问题开出了不少“药方”，如培养忠诚的从业队伍，坚持中医立院，发挥中医药优势与特色，提高临床疗效和社会认同感等。虽然这些意见都不错，但如果不对中医医院现行的管理体制和运行机制进行彻底改革的话，这些意见不过是一纸空文，“西化”问题就不可能得到解决，甚至还会有愈演愈烈之势。

个人认为，借鉴韩国韩医医院的经验与模式，实行一院两制，是

解决中医医院西化的唯一出路和根本途径。所谓一院两制，其基本格局就是一个医院，一套班子，两套体系，在医院统一领导下，分别设立中医和西医的两套机构、两个部门、两套运作模式。中西医既同属一个医院，又各自独立，以各自的运作模式和机制开展各项医疗活动。当然，必须首先保证中医药的主体地位，在人员结构、专业规划、科室设置等比重上都应以中医为主，根据医院实际情况制定恰当比例。在这样的医院中，西医的功能定位应当是为中医发展保驾护航。

建立中西医两套评价体系和考核标准，使中医从业者全身心投入中医临床研究，忠实传承中医学术，不断总结新的经验，最大限度地保持中医特色，发挥中医优势，而不必受目前体制下科研奖项、论文数量等规定的干扰，给他们足够的发展空间。他们的任务就是应用中医理论，实践中医临床。他们也可能需要学习和掌握现代医学知识，但学习的目的是为了更好地传承和发展中医。在中医医疗过程中如急危重症需要西医救治则可立即转送西医部，或请西医会诊；而西医治疗过程中有些疾病、疾病的有些阶段或有些环节需要中医的参与，又可直接请中医会诊或转到中医部；西医医生有时也可能需要学习和掌握一定的中医诊疗方法，但这种学习的目的是为了对西医诊疗进行完善。在这样的体制下，中医和西医按各自不同的评价标准进行考核。因此，他们首先要做好的是各自的本行，“西学中”或“中学西”都是为了完善自我，但这一学习过程又都是自愿的而不是被迫的。

只有一院两制才能保证中医药的主体地位不被削弱，才能使中医学术得到更好的传承与发扬，中医的特色与优势也才能得到更好的保留和发挥，从而保留好中医学的纯正基因。与此同时，中医学又能成为开放的学术体系。这是因为，理论与方法学的创新需要不断吸纳现代医学的新成果、新理念，一院两制又为中西医学术交流和沟通提供了便利条件。中西医既各自发展，又互相补充既扩大了服务功能，又可提高医院的社会和经济效益，从而保证医院各项事业的持续发展。

从目前国内各级中医医院的现状看，经过几十年的建设和经营，各级中医医院都具备了一定的规模，功能亦较齐全。从业人员绝大部分为中医药院校毕业生，都接受过系统的中医药教育和现代医学的培训，均可熟练地承担中医或西医医疗任务。医院可根据个人愿望与专长及中西医医疗工作的实际需要进行重新分工，确定中西医不同的研究方向。现有的医技设备、中医药独特的服务设施亦可充分利用，科学分割，合理配置。从人员及设备等物质条件而言，当前各级中医医院实行一院两制是完全可行的。

防止中医医院“西化”，避免中医“西医化”，使中医本色的理论和经验得到系统、完整、忠实的传承，并使之不断完善并发扬光大，从而为广大人民群众提供更有效、更优质的中医医疗服务，这不但是广大中医界人士的神圣职责，也是社会各界对中医发展的殷切希望。而改革中医医院内部的现行体制，实行一院两制，是实现这一目标的唯一出路和根本途径。

№

山东中医药大学附属医院

□公费
□医保
□自费

科别　内

日期　2007.5.4.　**门诊中草药处方笺**

姓名：张某　性别：女　年龄：56　门诊号：

诊断：慢性乙型肝炎，食欲欠佳。

Rp:

焦三仙各15g　内金15g　炒莱菔子15g

乌梅9g　木瓜12g　茯苓15g

青陈皮各9g　炒枳壳9g　砂仁9g

水煎服，日一剂，6剂。

医师　王常健　工号

审核　　调配

核对　　发药

作者处方手迹：张某，女，56岁。慢性乙型肝炎，食欲欠佳。焦三仙各15克，内金15克，炒莱菔子15克，乌梅9克，木瓜12克，茯苓15克，青陈皮各9克，炒枳壳9克，砂仁9克。水煎服，日1剂，共6剂。

中醫应该怎么办

要建构新的中医理论体系

根据治疗目标的转换和科学环境的巨大变化，建立新的中医理论体系，是当代中医人的光荣而神圣的科学使命。从两千多年前的《内经》时代，中医理论的大厦就已经建构起来，经过历代医学家们的添砖加瓦，使这座大厦的结构和功能不断完善。时至今日，中医学仍在为保障人民健康、防治疾病发挥着现代医学无法替代的作用。传统中医理论的科学贡献是任何人都无法否认的。但是，随着时代的发展，人类面对的自然环境、社会环境、科学环境等都发生了巨大变化，中医学这座大厦的功能已经不能完全适应这些变化了。我们需要去对这座大厦进行改进和完善，进行必要的装修，把它的窗纸换成玻璃，把它的蜡烛换成电灯，使它产生实质的改进，使它的功能更加完善。这个过程就是建立新的中医理论体系。这是医学科学进步对我们提出的必然要求，也是中医学发展不可回避的必然进程。

为什么要建构新的中医理论体系

这是因为，中医面对的治疗目标已经由既往单纯的中医病证全面转换到现代医学疾病，我们现在进行一切中医临床研究包括中医诊疗、证治规律总结、疗效评价、新药研究、科研设计及实施等，都无一例外地是以现代医学疾病为对象的——如乙型肝炎、糖尿病、肾炎等等，而绝不可能再是针对胁痛、头痛、消渴等中医病证。我们对疗效目标的追求也已经相应地发生了根本的变化，从单纯追求证的减轻或消失到现代医学疾病病变实质及相应的客观指标的改善和恢复。这就给中医理论提出了新的要求。因为，传统中医理论没有为现代医学疾病的诊治准备好现成的答案。治疗目标的转换也同时给我们提出一个问题，就是用传统中医理论和方法治疗现代医学疾病是否适用和可行的问题。

中医学作为医学自然科学，从其产生、成长和发展轨迹看，与现代医学有大致相同的发展历程，是在解剖学和对人体生理病理学的长期观察及与疾病长期斗争的实践中不断总结出来的。中医学中的许多病证与现代医学疾病之间有着广泛的内在联系，在发病病因、病理变化、临床表现规律等方面大都是相近的、相关的，有的甚至是相同的。如消渴与糖尿病，鼓胀与肝硬化腹水，哮喘与喘息性支气管炎等。在这些疾病的治疗中，中医药的生津止咳、利水消胀、化痰平喘等众多的作用功效都是这些疾病得以好转甚或康复的疗效学基础。因此，我们说用中医理论和方法治疗这些现代医学疾病是适用的、可行的。这也是我们今天用中医方法治疗现代医学疾病的理论基础和实践依据所在。如果不承认这一基本事实，我们就无法克服中医临床研究的逻辑悖论，对既往多年来的研究成果也就不能自圆其说。

同时，我们也必须看到，由于受历史条件的限制和思维方式的影响，中医学强调宏观调控、辨证论治，其侧重点是解决中医的“证”，面对的也都是如泄泻、腹痛、咳嗽、眩晕等中医病证。而针对现代医学疾病病变实质和具体的客观指标异常，就难免存在片面性和局限性，从理论指导、治疗方法到疗效体现都是不全面的，不充分的，有些过程甚至是相悖的。如肝癌导致的黄疸，我们辨证为阳黄，从中医理论角度讲，用清热利湿退黄治疗是无可非议的，但是由于这一治法并没有针对肝癌病变的实质，因此往往难以收效，如果一味清热利湿退黄治疗，而不采取其他必要措施，有时甚至还会延误病情，造成严重后果。这就是为什么我们用传统中医方法治疗现代医学疾病有时会出现疗效不够确定甚或治疗乏术，或虽有疗效但却难以经得起重复的根本原因所在。

综上所述，我们可以得出以下三点结论：

第一，中医药临床研究针对的治疗对象已经由中医病证全面转换到现代医学疾病，这是我们进行中医研究必须承认的现实，是不以我们的主观意志为转移的。

其二，用中医药理论和方法治疗现代医学疾病是适用的、可行的，是有坚实的理论基础和实践依据的，在疾病的许多环节可以发挥较好的治疗作用，有些疗效甚至是现代医学所不具备的。但是，用中医药理论和方法治疗现代医学疾病，理论上又有不足，目前还存在诸多难以克服的片面性、局限性、随意性，甚至是盲目性。

其三，以上两方面的现实状况要求我们必须在坚持中医理论指导、发挥好中医药特色和优势的前提下，根据社会环境、自然条件、科学环境，特别是治疗目标和疾病谱的变化，对传统中医理论进行凝炼、修删、增补、纠错和完善，建立起新的中医理论体系，使之既保留中医学原有的学术精华与技能特长，又融进现代医学的科学理念，使中医理论既适用中医“证”的证治要求，又符合西医“病”的诊疗规范，既有“证”的作用体现，又有“病”的疗效反映，这是当前中医临床诊疗实际对中医理论发展提出的必然要求，也是中医学保持永久生命力的唯一正确的途径，更是中医学术进步的主要目标。建构新的中医理论体系是一项重要的理论创新过程，中医学只有在这种融合创新中升华，才能避免在抱残守缺中沉沦。

关于建立新的中医理论体系的总体设想

毫无疑问，系统学习、深刻领悟、全面把握中医学的理论体系和学术精髓，将其忠实、完整、科学地继承下来，是建立新的中医理论体系的基本前提。离开了这一前提，一切都将无从谈起。

建立新的中医理论体系，从大的方面讲，应从两个方面同时进行。一是对传统中医辨证论治理论体系的修删、增补与完善，是围绕中医“病证”这一主线而进行的；二是运用中医理论对现代医学疾病进行研究，这一研究则是以西医疾病为目标、以中医研究为方法而展开。

第一，对于传统的辨证论治理论进行修删、增补与完善

我们应该首先明确中医辨证论治理论体系的科学性、系统性和实用性，认识到这一体系不但过去适用、现在适用，将来也是适用的，“有是证，用是药”的基本原则是永远不会过时的。中医的一些病证如感冒、咳嗽、哮喘、心悸、胸痹、不寐、胃痛、呕吐、噎嗝、腹泻、痢疾、胁痛、黄疸、鼓胀、中风、眩晕、水肿、淋证、消渴、痉证、痿证、腰痛等等，仍是临床广泛存在的，中医原有的针对这些病证的理论认识与治疗方法无疑都仍然是适用的。但是由于社会环境、自然条件、生活方式的变化，我们今天临床上看到的这些病证在发病原因、病情轻重、病程长短、发展趋向、疾病转归等许多方面可能会有一些本质的区别。有时虽然采取了正确的治法与方药，却不一定能收到原应有的效果。例如，由于空气污染的影响，咳嗽和哮喘病灶可能恢复较慢；由药物性肝损伤导致的黄疸则必须停用损肝药物，单用清热利湿退黄则难以奏效等等，这些现实情况的变化都需要我们在辨证论治

时增加进新的内容。

同时，随着医学科学的进步，几乎所有中医的病证都能够得到现代医学的明确诊断，现代医学对这些中医病证的西医疾病归属、发病原因、病理变化、临床规律、疾病预后、临床治疗等都已有明确的认识，有系统的基础理论和诊疗方法，而这些正好弥补中医辨证的局限和不足。以胃痛为例，现代医学可以明确认定导致胃痛的是溃疡病、胃炎还是胃癌，这些疾病的治疗方法是截然不同的，中医诊疗也应在辨证的同时兼顾这些不同的病因，采取相应的治疗方法，以作为传统辨证论治的补充。这对完善传统中医理论和提高临床疗效都是十分有益的。

鉴于上述，对于传统的辨证论治理论体系的创新，我们首先要建立起每一中医病证的中医病因学、证候学、治法学等理论框架，还要增加现代医学疾病归属、病因学、病理学、诊断学、治疗学等相关内容。针对中医病证，兼顾西医疾病，以辨证为主，辨病为辅，治疗以证作为立法用药的依据，以病作为临床治疗的必要参考，有主有辅，有先有后，有机互融。

不断地为辨证论治理论体系融进现代科学的理念，是进行中医理论创新的重要途径，也是不断拓展中医研究领域的主要方法。

其次，中医药对现代医学疾病的治疗和研究

在这一研究过程中，要明确一系列问题。①首先要明确中医药在疾病不同阶段和不同环节的作用目标，即主导治疗、辅助治疗或善后治疗；②在疗效体现上，要明确中医药应该发挥的治疗作用、增效作用、协同作用、减毒作用或纠偏作用；③要明确中医药对现代医学疾病某阶段、某环节的作用途径、作用机制、应用时机；④要明确中医药对某些疾病的优势领域，如中医药治疗肝脏疾病，抗纤维化就是其

优势领域之一；⑤要明确中医药对疾病的疗效定位，知道中医药在哪些方面疗效最为突出，哪些方面次之，哪些方面又次之，哪些方面无效，真正明确中医药在疾病不同阶段和环节的疗效差异等。以上这些基本问题搞清楚了，我们才能目标明确，方向对头，思路清晰，中医药治疗的进行才能适时、适度、恰到好处，才能达到我们的治疗目的，真正发挥中医药的作用。

在明确以上问题的基础上，分别建立起现代医学各专业、各系统疾病包括一些新发生或发现的疾病如 SARS、甲型 H1N1 流感等疾病的相应的中医体质学说，划定中医病因学归属，把握中医病机演变的阶段性规律，制定中医证候学范围，确立中医治法学、方药学及中医对症治疗框架，建立起科学统一的疗效评估标准等。在新的理论体系指导下，不断提出新观点，建立新学说，创建新方法，开辟新途径，解决新问题，以适应疾病治疗和中医临床研究的新需要。当然，新的中医理论体系必须坚持中医理论的正确指导。

以上两个方面既是各自独立的两套体系，又可以互相参考，互为补充，甚至相互融合。二者在本质上是一致的，只是侧重点不同而已。

提出建构新的中医理论体系，一方面，单从情感上说，我们的内心可能难免会有一丝痛楚。这是因为：第一，从某种意义上讲，这种建构是被动的无奈之举。从中医两千多年的发展史看，中医理论体系是相对恒定的，它的科学性与实用性是经历了长期的实践检验的。如果不是西方医学进入中国一百年来的迅猛发展，到今天占据了我国医学和卫生事业的绝对主导地位，西医学的许多概念、理念、法规、方法广为普及、无处不在；如果不是西医学的专业设置、学科分类、行业规范、教育模式甚至语言表述、法律效应等均已成为我国中西医普遍遵守和执行的法规和标准；如果不是西医学的迅猛发展已经使得绝大部分疾病在绝大部分状况下都可以得到明确的诊断，使得中医诊疗疾病的过程必须要面对现代医学疾病的话，我们也许就仍然可以像古人一样按部就班地望舌诊脉，辨证论治，处方用药，也许就不存在建构新的中医理论体系的问题。其二，根据当前中医临床诊疗、科学研究、新药研制等实际现状，要求我们建构新的中医理论体系，并以现代医学疾病为针对目标，在大部分情况下，不可避免地要在西医疾病的框架下进行中医研究。因为，目前几乎所有的评价标准都是借鉴和沿用现代医学制定的评判体系。我们明明知道用西医标准来评判中医结果是不全面的，但是中医又没有现成的评价标准可用。我们进行中医研究却要针对西医疾病并用西医的标准要求，这在情感上当然也是难以接受的。

但是，从另一个角度讲，建构新的中医理论体系又是我们早已热切希望的。这是因为我们既然承认中医学的科学属性，就应该认识到科学是需要不断发展和前进的。纵观中医学的发展史，从《内经》奠定中医理论基础，到《伤寒论》创立六经辨证的理论体系，到金元四大家的不同学术流派的衍生，从内科、疮疡科、儿科、妇科、针灸、推拿、骨伤等临床学科的形成与学术发展，都充分地证明，中医理论是在不断发展变化的，是在不断创新和完善的，只是这种创新和完善是在中医学自身的理论体系和框架之内完成的。而现在中医学既要适应治疗目标的转换和科学环境的改变，又要适应疾病谱的变化，这就要求中医学必须成为一个开放的学术体系，在自我完善的同时还要勇于吸纳现代医学科学的新成果、新技术、新方法，以促进中医学的理论创新。只有这样，才能适应医学科学进步的需要。从这个意义上说，完善中医理论，建构新的中医理论体系，又是中医学发展的题中应有之义，也是我们中医人神圣的科学使命。我们义不容辞。

总之，建构新的中医理论体系是医学科学的发展现状和我国中西医学并存的现实所决定的，是必须的，而不是我们情愿不情愿的问题。

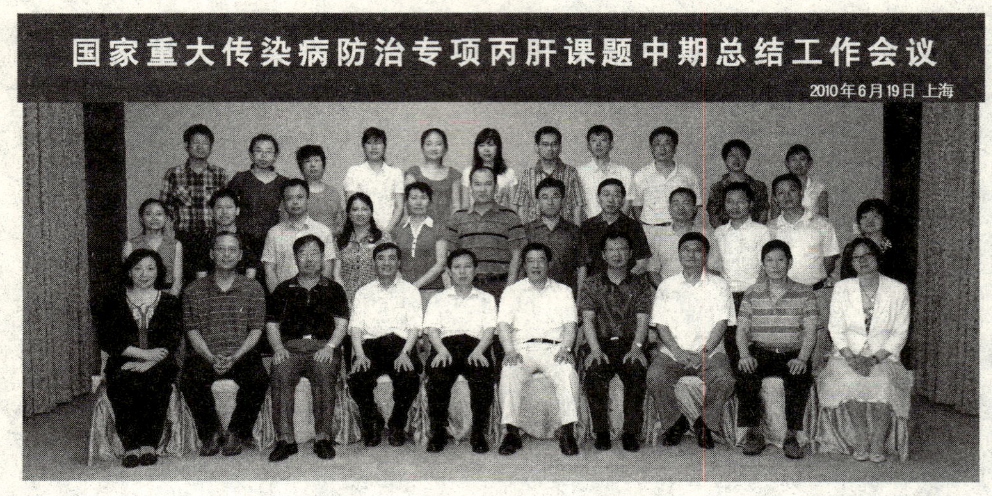

2010 年作者（前排左三）在上海参加国家重大传染病防治专项丙肝课题中期总结工作会议

新的中医理论体系的建立是一个庞大的科学工程，是一个漫长的探索过程，这是中医学自身发展的实际需要和必由之路。建立新的中医理论体系绝不是在撼动中医学的理论大厦，而是给这座大厦修缮和加固，增加新的建筑材料，让它的功能更完备，作用更强大，最终以崭新的面貌立于世界科学之林。这也正是我们每一个中医人最美好的愿望和期盼。

山东中医药大学附属医院 №

门诊中草药处方笺

□公费 □医保 □自费

科别 内门

日期 2009.8.6.

姓名：沈某 性别：女 年龄：60 门诊号：

诊断：高脂血症。

Rp:

天竺黄9 生槐米15 生苡米30
生甘草3 橘红9 石菖蒲9
草决明15 荷叶9 半夏曲9
青竹茹9 地锦草15 山楂片9

上药水煎二次共兑为450ml
早晚二次或早中晚三次温服。

医师 尹常健 工号

审核 调配

核对 发药

作者处方手迹：沈某，女，60岁，高脂血症。天竺黄9克，生槐米15克，生苡米30克，生甘草3克，橘红9克，石菖蒲9克，草决明15克，荷叶9克，半夏曲9克，青竹茹9克，地锦草15克，山楂片9克。上药水煎二次，共兑为450ml，早晚二次或早中晚三次温服。

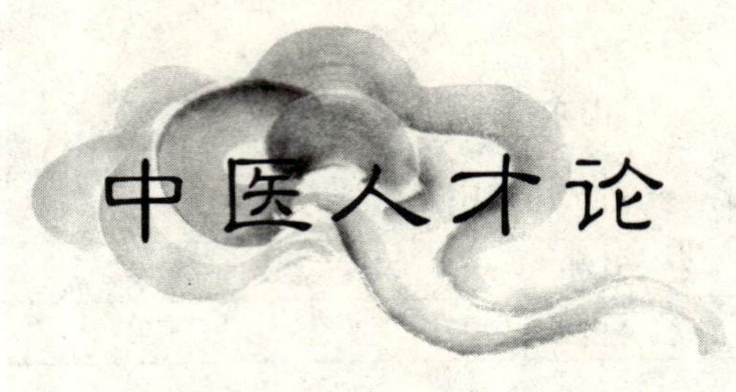

中医人才论

人才是中医学术发展的关键，也是中医事业兴旺发达的根本保证。纵观中医学发展的历史，历代医学家都为推动中医学术进步作出了巨大贡献。正是他们将对生命的切身体验和精微妙悟凝结成思想和文字，将他们探索生命奥秘和自然规律的热情和执著，将他们追求真知、造福苍生的美好愿望付诸探索养生保健真谛、总结防病治病经验的伟大实践，用经验和智慧建构起了中医学的理论大厦，形成了完整的学术理论体系。两千多年来，历代医家薪火相传、继往开来，形成深厚的学术积淀与丰富的经验积累，为中华民族的繁衍昌盛作出了举世瞩目的贡献。医学家们的思想和智慧如涓涓细流汇入中医科学的海洋，成为人类最宝贵的科学财富之一。

时代飞速发展，科学日益昌明。新中国成立以来的六十年间，中医学的医疗、教育、科研等各项事业蓬勃发展，优秀人才不断涌现，为中医学术发展和人民卫生健康事业作出了重要贡献。当前，世界医学模式的转变和国家中西医并重的卫生发展战略都使中医学面临千载难逢的发展机遇。同时，由于科学环境的变化和治疗目标的转换，也使中医学面临巨大的挑战。中医学术进步和事业发展对于杰出中医人才的需求从来没有像今天这样紧迫，这样强烈。

对杰出中医人才的渴求与呼唤

“医为仁术，厚德方可为之”。因此，杰出的中医人才首先是这样一些人，他们最基本的素质应当是大医精诚，厚德怀仁，以救死扶伤为己任，具有宽广的人文情怀和深厚的人文素养。他们有对科学和中医学术的真挚热爱，有乐于献身中医学研究的坚定志向。这种热爱是发自内心的，因此，这种热爱不会表现为情绪化的宣泄和学术的偏激，而是对中医长久发展的高度责任感。这种责任感和热爱体现在他们经常性地对中医学进行理性审视和沉静思考。他们重视科学思想和科学精神，更乐于科学实践；他们既愿意享受理论创新的快乐，又不畏实际工作的艰辛；他们许多思想的火花可能就迸发于具体的中医诊疗、教学和科研之中；他们既具有科学的严谨与缜密，又具有聪敏的悟性与灵感；他们既深谙中医学的真谛，严格遵循中医学自身的规律，又具有宽广的胸怀，对现代医学的新理论、新成果、新方法是吸纳而不是拒绝，是借鉴而不是排斥；他们提倡学术自由，追求学术个性；他们恪守传统，也追求新知，视理论和方法学创新为中医学发展的永恒主题；他们脚踏实地，求真务实，又富于幻想，思维活跃；他们对中医学的科学实质、人文精神既有宏观的把握，也有细微的考量。他们以从事中医学术研究为荣、为乐，他们深知学术是纯净的，学术研究的唯一宗旨在于探索真理，追求新知，任何的功利追求与这一神圣的宗旨都是背道而驰的。因而，他们甘于寂寞，远避浮躁与喧嚣，并自觉摆脱功利的羁绊。中医学术进步与事业发展正是需要一大批这样的品行高尚、视野开阔、聪敏睿智的杰出人才。只有这样的杰出人才才能不断将中医学术推向前进。

对不同层次和类别的人才需求而言，中医学术和中医药事业发展所迫切需要的人才主要体现在高层次尖端人才和各方面优秀人才两个层面。

高层次尖端人才主要为以下几类。

理论巨擘。这些人具有精湛的学术理论造诣，学识广博，高屋建瓴，能够从总体上把握和指引中医学术发展的方向。他们既充分了解中医学的优势与特色，又深谙中医学的局限与不足，能够对中医理论进行删补和纠误，并根据时代变化和科学发展的要求，提出新见解，建立新学说，能够对中医理论的创新提出科学构想，对中医学术发展发挥指导、引领、规划和推动的作用。对理论家而言，思想才是最重要的，只有思想才具有永恒的光辉。

临床大家。这些人长期在临床一线工作，有丰富的临床经验，聪敏颖悟，脚踏实地，不尚空谈，具有熟练的临床专业技能，掌握独特的诊疗技术，具有鲜明的用药特色，疗效卓著。他们用精湛的中医诊疗技术为患者提供最优质的中医服务，在其从事的专业领域为同行所公认，为患者所称道。他们长期在临床一线工作，对中医学的精髓有深切的感悟。他们不断探索证治规律、总结临床经验，并根据疾病谱的变化和治疗目标的转换，开辟新的治疗途径，创立新的中医治法，不断为丰富中医临床治疗学内容进行不懈探索。

现代中医科研人才。这些人既精通中医理论，能够凝练中医科学主题，确定科研方向、思路和方法，又具备从事现代科学研究的基本素质。他们掌握完善的现代科研方法，具有较强的动手能力，能就中医学一些重大课题进行科学的选题、立项和科研方案的设计和实施。他们勇于创新，不断探索中医科研的科学模式和方法，并就中医科研的切入点与突破口能进行正确选择提出见解。

中医教育家和名师。这些人既是学富五车、满腹经纶的学者，又是循循善诱、授业解惑的导师。他们热爱中医学术，对所教专业有深厚造诣；他们有高深的讲课带教艺术，提倡学术自由，具有鲜明的学术风格；他们能将枯燥的文字变为鲜活的语言，将深奥的医理变为通俗的话语；他们治学严谨，孜孜以求，以他们对中医学的执着与追求启迪后学，培养中医优秀的后继人才。

以上四个方面高层次尖端人才，以他们的人格、学识和才能，对中医事业的发展发挥引领和带动作用。

当然，中医更需要大量的工作在中医临床、教学、科研第一线的不同层次、不同类型、不同级别的医、教、研优秀人才。这些人既有踏实的理论功底，又有熟练的专业技能。他们热爱中医专业，乐于奉献，承担着最繁重、最具体的中医临床诊疗、教学、科研工作；他们中的很多人也许一生都没有科研课题，也许从来没有发表过论文和出版过著作；他们可能是默默无闻的，在职称晋升、定岗评级等许多方面往往会遇到更大的障碍和困难；他们工作具体、任务繁重，有时常需付出成倍的努力与艰辛。但正是他们才是中医从业者中最主要的群体。他们是中医医、教、研的中坚力量和主力军，是中医事业发展真正的脊梁。他们传承中医经验，扩大服务功能，提高教学质量，完善科研方法。中医真正的优势靠他们去发挥，中医鲜明的特色靠他们的工作去体现。他们对中医事业发展的贡献是巨大的。我们理应给予他们更多的关注与关心，为他们创造更好的工作生活条件、提供更多的学习机会，以使他们更好地发挥自己的聪明和才智。

中医人才队伍现状不容乐观

如果单从知识层面、学位学历结构和数量上看，也许今天我们比以往任何时候都有更多的中医学博士、硕士、博导、教授、主任医师、研究员等中医人才。中医学术界每年都有数量众多的课题立项和获奖，有大量的专业书籍出版，我们的论文有的被SCI收录，我们很多中医界的学者并不乏出国讲学的机会，我们有中医科学院这样高层次的科研机构和学术平台，各地还有为数众多的中医研究机构、研究中心、重点专科、重点学科，这些机构都有各自的学科带头人和高层次学术人才。面对如此繁荣的中医学术界，谁会认为中医缺乏人才呢?

然而，当我们透过中医学术研究的表面繁荣，在中医学术活动的繁华与热闹中稍微冷静下来，我们不禁会想到：面对当前中医学所遇到的巨大挑战，中医学术发展的战略决策至今尚未形成；中医学应如何应对当今全新的科学环境和治疗目标的转换、新的中医理论体系应如何建立等一系列重要的理论问题也还没有根本解决；我们的著作有多少具有真正的理论意义和实用价值更是费人思量。有人说："书越编越厚，价值越来越小"，此话诚然。今天，我们已经很难看到像三十年前李克绍教授《伤寒解惑论》、《胃肠病漫话》，章真如先生《滋阴论》那样有见地、有真知而只有几万字的小册子了。我们每年都有成千上万篇中医学术论文发表，这其中究竟有多少论文提出了真知灼见，对中医创新理论建设发挥了指导作用？这使人难以回答。中医科研成果有哪些对凝练中医科学主题、对建立既科学规范又符合中医学规律的科研方法提供了范式，又有多少成果对临床实践产生了指导意义？这些问题恐怕多数只有研究者自己心中才能了然。

对以上问题进行深层次思考之后，我们就会发现，原来中医真正的优秀人才无论在贡献度和数量上都还是远远不够的。我们既缺乏有思想的中医理论大家，也缺乏富有经验的临床家和具有深厚学养的教育家。因此，中医学术发展缺少推动力，这对整个中医药事业的发展的负面影响当然是巨大的。对此，我们必须有清醒的认识。

建立科学合理的中医人才培养选拔机制

当前中医人才的产生和培养主要靠本科生和研究生教育、师承教育、学术梯队建设、科研团队组建及各种名目繁多的人才评比与选拔等方式。这些方式虽然培养和发现了大量中医人才，但由于选拔过程中一些标准的制定不尽合理、评选机制远非完善，从而限制了大量优秀人才的脱颖而出。如对科研奖项级别的硬性规定、对学历学位的片面强调及对年龄的限制和规定等都有不尽合理之处。有些规定违背了中医人才成长的规律，如有多项人才评选的标准都有年龄不能超过55岁的规定就显然不妥。纵观古今中医大家，其学术成熟之时，年龄多在60岁以上。这是因为，只有到一定的年龄，才可能有深厚的学术积淀与经验积累，对中医学术也才有真正的领悟，这是由中医学的学科特点和中医成才的自身规律所决定的。培养选拔机制的不尽合理使许多优秀人才的成长受到限制，一些确有中医特长的杰出人才甚至国内一些著名中医学大家也会因上述种种原因而难以进入某些行列，这对中医学的发展当然是不利的。

此外，地域差别也往往成为制约人才平等竞争的主要原因。在学术资源利用、科研经费配置、学术团体职务安排等许多方面，都存在着严重的地域失衡现象，有时甚至在科研立项和成果评奖等许多纯学术领域出现不应有的误区与偏差。

一些本来很有学术造诣的优秀人才成名后，荣誉、头衔、行政职务随之加身，使他们不得不为琐事缠绕，文山会海淹没了他们的才华和智慧，使他们根本不可能潜下心来从事中医学术研究，造成人才的极大浪费。

培养优秀中医人才首先应该从教育抓起。根据中医学自身的学术和专业特点，不断改革现有的中医教育体制和运行机制，加强教师队伍建设，提高本科生、研究生教育质量。进一步加强师承教育，做好中医学术与经验传承，培养忠诚的中医从业队伍，切实提高中医工作者的整体素质与专业水平，培养一大批忠诚于中医事业的各专业杰出人才，从而推动中医学术进步与发展。

中医行政主管部门要把建立科学合理、符合中医自身规律的人才培养选拔机制放在一切工作的首位。要根据当前中医药事业发展的实际需要和中医人才成长的规律，制定切实可行的人才培养选拔政策和制度。要做到重学历而不唯学历，重理论也重实践，对不同层面和类型的中医人才要有不同要求。如长期工作在基层的中医工作者，职称晋升就不一定非要有科研课题和成果，而应该主要看他是否能用中医药的理论和方法来解决临床问题，来治疗病人和治好病人，对于外语要求也应适当放宽。对博士培养也不应片面强调一定要有 SCI 收录的论文，而应注重他们的学识是否广博，理论造诣和专业技能是否深厚与精专，特别是看他们是否具有整体的眼光与清晰的思路，是否具有科学的睿智。这些都是优秀的中医学博士必须具备的基本素质。科研和培养经费投入应向一线专业人员倾斜。要善于为有真才实学的各方面人才的成长创造条件，要建立起符合中医自身规律的人才评选和选拔标准。既不要埋没真正的优秀人才，更不要让那些不学无术、华而不实者浪费有限的资源和机会。

百年大计，人才第一。要牢固树立“大楼不如大师，一流设备不如一流人才”的观念。培养、选拔、储备大批的优秀中医人才是中医学术进步和事业发展的真正希望所在，而建立起科学合理的中医人才培养选拔机制则是保证优秀人才不断涌现的不竭源泉。

山东中医药大学附属医院

科别 内

日期 2001.3.7. 门诊中药处方笺 门诊号

姓名 杨某 性别 男 年龄 47. 住址

病员同志：取药时请阅读处方左下角“取药号”到对应窗口取药。

反流性食管炎，胸骨后烧灼感。
舌淡苔薄白，脉沉弦。

R:

姜半夏9 淡黄芩12 川连9
台党参15 煅牡蛎15 旋复花12(包)
姜杷叶9 川朴花12 生苡仁30
苏梗9 白蔻9

上药水煎二次共兑为450ml，
早晚二次或早中晚三次温服。

剂数

工号________ 调剂________

医师 尹常健 发药________

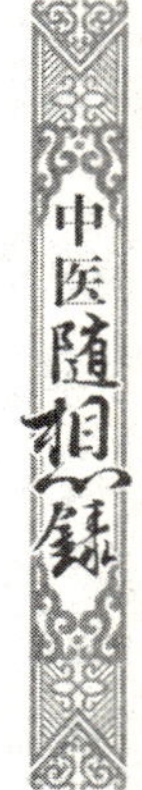

作者处方手迹：杨某，男，47岁。反流性食管炎，胸骨后烧灼感。舌淡苔薄白，脉沉弦。姜半夏9克，淡黄芩12克，川连9克，台党参15克，煅牡蛎15克，旋复花12克（包），姜杷叶9克，川朴花12克，生苡仁30克，苏梗9克，白蔻9克。上药水煎二次，共兑为450ml，早晚二次或早中晚三次温服。

中医临床研究亟待解决的几个基本问题

近年来，随着我国中医临床研究的深入开展，各系统、各专业都取得了一些重要的研究成果。但是，由于一些中医临床研究最基本的问题并未引起学术界的足够重视，更没有得到很好的解决，因此，从总体上看，中医临床研究并未取得突破性进展，明确和解决好这些问题就成为当务之急。

明确中医药的作用定位

如果中医药临床研究所针对的仍然是单纯的中医病证的话，也许就并不存在不同的作用定位问题，中医治疗的主导地位就是毋庸置疑的。然而当前我们都必须面对中医治疗目标全面转换到现代医学疾病的临床现实，对不同的疾病，疾病的不同阶段、不同环节，中医药的作用定位也应当是不同的。一般来说，中医药对现代医学疾病的作用定位有三个，即主导治疗、辅助治疗和善后治疗，因人、因疾病的不同防治、不同环节和治疗需要而定。这是我们今天进行中医临床研究所必须明确的首要问题。

主导治疗作用

所谓主导治疗，是指在某疾病或疾病的某一阶段、某一环节，以单一的中医药治疗或以中医药为主进行治疗。例如，代偿期肝硬化患者有肝区痛、腹胀纳少、蜘蛛痣、牙衄等临床表现，而病毒指标及肝功基本正常，或仅有肝纤维化指标异常，此时活血化瘀、软坚散结等中医治法和相应的方药就可作为主导治疗，单用中医药治疗就有可能使患者的症状减轻或消除，肝纤维化指标也可能随之改善。再如，慢性乙型肝炎患者肝脏生化指标轻度异常，而临床表现有呕恶、厌油、纳呆、腹胀、乏力等症状，亦可以中医药作为主导治疗，或单用和胃祛湿、行气消胀等治法和相应的方药，或辅以小剂量西药或中药提取物制剂等护肝药物，即可达到症状改善、肝功恢复的目标。在这些治疗过程中，是单用中医药或以中医药治疗为主的，所以我们称之为主导治疗。

辅助治疗作用

辅助治疗是指对某些疾病或疾病的某一阶段、某一环节，目前中医药只能作为辅助治疗。辅助治疗的目的有两个，即发挥增效作用和减毒作用。如肝脓疡、阑尾脓肿等重度感染患者，在应用抗生素治疗的同时，辅以中医清热解毒或凉血解毒等治法和方药，既有助于炎症的尽快消退，又可有效地减轻由此产生的相关症状，从而发挥很好的增效作用；而对于乙型肝炎病人进行抗病毒治疗，西药抗病毒药物是主导，在治疗过程中根据病情需要可以辅以相应的中医药治疗，以减轻干扰素引起的发热疼痛、WBC 下降等副作用；再如中医药作为肿瘤化疗的辅助治疗可以减轻化疗药物的呕吐及骨髓抑制等毒副反应，辅助治疗所体现的就是减毒作用。这些辅助治疗作用看起来似乎是次要的，但是它又是不可或缺的，中医药所发挥的辅助治疗作用往往是现代医学所不具备的。

善后治疗作用

在多种疾病的治疗中，中医药作为善后治疗的机会更多且更具优势。善后治疗的目的有两个，一是常规治疗之后的后续治疗或康复治疗，二是巩固已经取得的疗效。后续治疗如脑血管意外经急性期必要的治疗之后，肢体功能障碍的恢复应用中医药、针灸、推拿等进行长期的康复治疗，往往可以发挥现代医学所无法替代的作用。巩固疗效如肝硬化腹水经治疗腹水消失后，对防止腹水再生或延缓腹水再生的时间，乃至增进食欲、增强体质等，中医药都可以发挥较好的作用。临床常用的健脾、补肾、柔肝等治法和相应的方药都可扶助正气、改善肝功、杜绝和减少腹水再生的机会。善后治疗是巩固疗效、保证最终康复的重要措施，有时甚至是治疗成败的关键。

不同的作用定位是由疾病本身的规律和中医药的疗效特点所决定的。明确这些不同定位，可以帮助我们把握正确的研究方向，选择正确的治疗方案，避免临床治疗的盲目性，少走弯路，较易达到我们预期的目标。

明确中医药的疗效定位

对于中医药的临床疗效作出科学定位，有助于我们在确定中医治疗方案时作出正确的选择。长期的临床实践证明，中医药可以在疾病治疗的许多环节发挥作用，但最确切的疗效主要还是体现在改善和消除临床证候，包括现代医学的症状和体征方面。这是因为，临床证候作为主观感觉和外在表现，是临床辨证用药最主要、最直接的客观依据和针对目标。中医的治法和方药本来就是直接针对临床证候和引起这些证候的病因、病机、病位等相关因素的。如理气止痛法治疗胁痛，活血化瘀法治疗肝脾肿大，利胆退黄法治疗黄疸，和胃消食法治疗纳呆食少，均法有所指，方有所对，目标明确，针对性强，只要辨证准确，方药恰当，多可收到理想的疗效。同时，长期的临床实践证明，中医证候疗效多具有较好的可重复性。因为中医证候如咳嗽、痰喘、腹泻、胁痛、黄疸、眩晕、水肿等，可广泛发生于相关的现代医学疾病之中，中医证候与相应的疾病之间在病因、发病规律、临床表现等许多方面都存在着广泛的内在联系。因此，中医治法和方药在针对中医证候的同时，自然也会对相关的具体病变发挥作用、体现疗效，对某些具体的病理变化及相应的客观指标也会产生一定或较好的调节、改善、逆转的作用，如减轻组织炎症、阻抑纤维化的发生、调节脂质代谢、调节免疫失衡及对多种基因表达产生影响等。其中，抗肝、肺、肾纤维化及调节免疫失衡的作用较之于现代医学似乎更有优势。但是就临床所见，这些作用有时是不确定的，因此，这些疗效是相对的。如一个肝胆湿热型的慢性乙型肝炎病人，ALT 升高，AST 升高，我们辨证用清热利湿、利胆退黄的治法和方药，这从中医理论而言无疑是正确的，临床肝胆湿热的证候可能有较大的改善甚至消除，但是作为反映肝细胞和肝组织炎症的 ALT 和 AST 等指标有时却不一定得到理想的改善。这与西医护肝降酶药的疗效特点有很大不同。这是因为中药复方对具体的病理变化和相应的客观指标异常缺乏较强的针对性，其作用机制则更难明了。

因此，对于现代医学疾病而言，中医药疗效的科学定位应当首先在于改善和消除临床证候包括现代医学疾病的症状与体征。在这些方面，中医药有肯定的或较确切的疗效，且具有较好的重复性。这是已经被长期的中医临床实践所证明了的。

其次，中医药对于大多数疾病的某些病变实质及相应的客观指标异常也有一定的或较好的疗效。我们要深入进行中医证候和现代医学疾病之间的相关性研究，不断摸索中医治疗这些疾病的规律，最终总结出成熟的经验并制定出规范的治疗方案，使中医临床研究水平发生质的飞跃。

其三，对某些疾病或疾病的某些环节、某些病变，中医药疗效尚难确定或作用相对薄弱，至少目前在多数情况下如此。如乙肝病毒的清除，实体肿瘤的抑制，息肉、血管瘤的消除等。我们一定要有理性的眼光，避免进行盲目无益的治疗。

只有明确中医药对不同疾病的疗效定位，我们才能选准中医药临床研究的切入点和突破口，也才能对中医药的临床疗效作出准确的判断。这对于医者和患者都是最重要的。

建立恰当的疗程

目前，除某些特定的课题研究有设立疗程的要求外，大部分中医临床医生和患者对中医治疗缺乏疗程的概念。在多数情况下，只要病人来诊病，医生就进行中医治疗，有时来一个月开一个月处方，来半年开半年处方，有的甚至持续一年或数年。那么，我们不禁要问：究竟需不需要服用如此长的时间，调方、停药的标准是什么？中医药的疗程与用药剂量该如何确定？这些问题都需要我们认真面对。目前这种状况与中医临床研究的要求是极不适应的。

我们要根据不同疾病和疾病不同阶段、不同环节的治疗特点、某一病或疾病的某一环节制定相对恰当的疗程。以乙型肝炎的中医治疗为例，一般来说，针对某些症状的治疗，疗程可短些，如可定一周或稍长；减轻肝脏炎症和针对某些体征的疗程则宜稍长些，如三周或稍长；抗肝纤维化治疗则宜更长些，如两个月；而肝硬化则宜更长些，如三个月到半年。这些疗程是相对的、大概的，是根据疾病规律和中药的作用特点而定的。只有设立适当的疗程，才能较准确地进行疗效评价，并减少用药的盲目性。

明确调方指征

中药处方是临床治疗和用药的最终落足点，处方的优劣直接关系到疗效的优劣和疾病的预后，其重要意义不言而喻。及时了解病情变化，把握调方时机，进行准确的处方，符合辨证论治的原则。处方调整包括药味和剂量的增减，是保证处方合理、选药准确的重要环节，也是提高临床疗效的必不可少的重要过程。

当前，中医临床研究尚未制定出合乎疾病规律和中医治疗特点的统一的调方指征，临床上往往仅凭医生的经验而定，存在着较大的主观随意性。这对于探索疾病的证治规律和总结临床经验显然是远远不够的，与临床研究的总体要求更是远远不能适应的。我们要在总结大量疾病的临床规律的基础上，真正总结出符合每一病、每一证的临床治疗规律、调方时机、调方原则，使其成为中医临床规范化、精准化研究的重要组成部分，甚至设定不同病证的相对固定的药物调整范围和剂量增减标准，形成一个方药调整的总体框架。

规定停药标准

临床上对于绝大部分疾病而言，治疗和用药都应当是有限期的，因此，就必然有一个适时停药的问题。目前，这一问题尚未引起中医临床工作者的足够重视，也没有制定出统一的停药标准，这显然远远不能适应中医临床研究的要求。中医临床治疗一定要建立起一个适时停药的概念和标准。一般来说，在一定的疗程之内，经治疗病情未减轻甚或加重，就应当说治疗是失当的；或虽有一定疗效，但病人对于剂量、味道、方法感到不适或难以耐受，治疗依从性较差等，都应当是停药的指征。有些疾病如消化道出血则以静脉给药为主，以停用中药为宜。从某种意义上说，知道什么时候该停药也许比知道什么时候该用药更为重要。建立起临床中药停药标准实在是刻不容缓。

把握好临床处方的几个技术细节

中药处方是中医临床用药的最终落足点。组方合理、用药恰当是临床疗效的关键所在，也是中医临床研究的主要内容。要开出一张辨证准确、组方合理的处方，需把握好以下技术细节。

选药要准确

准确选择药物主要从三个方面入手。首先，从中医理论角度充分了解每一味中药的性味归经、功效主治，以适应疾病整体调控的需要。很多药物具有相同或类似的功效，在选择时就应根据每味药的药效特点和辨证结论，选准选精。第二，要熟悉每一味中药的现代药理学，并作为处方用药的参考。另外，对中药的药理作用要有全面认识和正确取舍，如灵芝、茯苓等具有免疫促进作用的药物，在护肝治疗时就不宜应用，用之则可能使炎症加重。第三，组方除应遵循中药的配伍禁忌外，还应了解每一味中药的现代毒理学，避免应用有毒药物，如川楝子、半夏、天花粉、何首乌等，以提高处方的安全性。近年来中药导致药物性肝损害和肾衰竭的报道日渐增多，应引起我们足够重视。

用量要规范

对中药用量，本草学和中药方剂学都有明确的规定和要求。这些规定是历代医家从长期的实践经验中总结出来的，直到今天仍然是适用的。但目前临床处方中的中药用量差别甚大，一般仅凭临床医生的经验而定，有较大的随意性，而不同用量往往会对疗效产生重要影响。如大黄本为泻下通腑药，因其含有鞣质，用量过大时反而会产生止泻作用；小剂量大黄有利胆退黄功效，大剂量长期应用反而能导致胆红素代谢障碍而引起胆红素升高。因此，中药用量切不可随意为之，超常规用量时一定要有理论基础和实践依据，以免影响处方的有效性和安全性。

用法要适宜

中药处方绝大部分以水煎服作为主要服用方法。也有一些中药不宜水煎，如羚羊粉、三七粉，都需要冲服，水蛭素水煎后易于破坏，也不宜水煎，需研末冲服；蝼蛄粉、蟋蟀粉也以冲服为宜；五味子降酶的有效成分不溶于水，因此，五味子入药常入水丸剂或散剂；车前子则需包煎。另有甲壳类药物和矿石类药物质地坚硬，其有效成分往往难以煎出，常需先煎，如炮山甲、鳖甲、蛤壳等，常需加足水先煎沸一定时间如十五分钟后，停煎待水凉后再浸泡其他药物，再煎二次，以保证这些药物药效的充分发挥。

禁忌要避免

熟知临床用药的禁忌，才能避免处方的盲目性。如辛燥药的应用问题，中医学认为，肝刚阳之性易于激发而升越上亢，故治肝之法宜清、宜舒、宜柔、宜镇，而不宜用附子、桂枝、干姜、麻黄、细辛等。

古人谓“肝病忌桂，木得桂则枯”，此论非单指桂枝而言，而是提示大凡辛燥温热药物均宜慎重。临床所见，这确系经验之谈。糖尿病病人不宜用甜味药，另外，甜令中满，腹胀之人慎用甘甜药；甘草易致水钠潴留，腹水病人则不宜用；门脉高压性胃病，则避免应用五味子、乌梅、山楂等酸味药，以防止其对胃黏膜的不良影响等。

山东中医药大学附属医院　№

科别　内

日期　2010.7.6.　门诊中草药处方笺

□公费
□医保
□自费

姓名：陈某　性别：女　年龄：39　门诊号：

诊断：慢乙肝．黄疸。

Rp:

茵陈30g　栀子9g　八月扎15g
車前草15g　茅根30g　羚羊粉1g（冲）
田基黄30g　板蓝根15g　生甘草6g
扁蓄15g　瞿麦15g　嫩白蔻9g
鲜麦苗3g为引　6剂

水煎2次共兑为400～500ml，
早晚2次或早中晚三次温服。

医师　　　工号

审核　　　调配

核对　　　发药

作者处方手迹：陈某，女，39岁。慢性乙肝，黄疸。茵陈30克，栀子9克，八月扎15克，车前草15克，茅根30克，羚羊粉1克（冲），田基黄30克，板蓝根15克，生甘草6克，扁蓄15克，瞿麦15克，嫩白蔻9克，鲜麦苗3克为引。6剂。水煎二次共兑为400～500ml，早晚二次或早中晚三次温服。

中医师承教育现状与思考

中医师承教育的现状与问题

由于中医学具有浓厚的经验医学色彩，因此，历朝历代的中医经验传承、技艺教授都主要是以徒跟师、师带徒、口传心授的方式进行，师承一直是中医人才培养的主要途径和中医教育的基本模式。两千多年来，这种师承教育模式对中医学术的延续、传承与发展所发挥的重要作用是无可替代的。

新中国成立后，为适应中医药规模化发展的需要，传统的师承教育模式逐渐被相继成立的各级中医药院校教育所取代。半个多世纪以来，各级中医药院校培养了大批优秀的中医药人才，成为中医药事业的中坚力量。院校培养无论从培养数量、整体素质、知识结构、综合能力等各个方面都是传统的师承方式所难以达到的。

但是，院校教育对于中医经验传承的弊端也是显而易见的。如课程设置整齐划一，专业教授方式固定，成绩考核及论文撰写过于程式化等。对一些确有中医理论特色和独到经验的名医名家，大部分同学往往没有跟他们单独学习、亲自聆听他们传授技艺的机会，使他们独有的一些诊疗特色逐渐淡化，临床经验得不到传承，一些卓有疗效的特殊疗法和技术不断丢失，从而对中医学术和经验传承产生不可估量的损失。院校教育的这些缺陷迫切需要师承教育来进行补充。

这一现象已引起中医界不少有识之士和行政主管部门的关注和重视。上世纪90年代初，我国开始开展全国名老中医学术经验继承工作，迄今已先后遴选四批指导老师和徒弟。国家中医药管理局为此出台了一系列相应的政策和指导意见，其中对第四批名老中医学术经验师承工作给予了更多的政策倾斜和资金投入，明确规定学徒期满通过考核分别可以获得相应的硕士或博士学位。由于主管部门对师承教育工作的高度重视，总的来说，我国师承教育的许多举措取得了较好的成效。通过师带徒的带教过程，一些名医名家的学术经验和特殊技术得到很好的继承，不少徒弟不但很好地继承了老师的技术和经验，有的还不断有所创新，对保持和发扬中医特色作出了积极的贡献。

与此同时，我们应该看到，目前，中医师承教育仍存在许多不足。如尚未建立起长效机制，管理体制还不尽完善，总体规模偏小，专业范围较窄，老师遴选和徒弟选拔条件规定不尽合理，对师承的学习过程缺乏规范管理与统一要求，考核方式过于程式化，缺乏科学统一的评价标准，使考核流于形式，不能对师承效果作出准确评价等。所有这些都严重影响了师承教育的效果，是与中医事业发展对师承教育的要求极不适应的。

开展中医师承教育应把握几个要点

充分认识中医师承教育的重要性和必要性

加强中医师承教育首先要充分认识中医师承教育的重要性和必要性。要认识到，由于中医学的经验属性，师承教育对中医学术和经验传承是院校教育所不能替代的。中医行政主管部门要把师承教育当作一项长期任务，要将师承教育纳入国家教育体系，形成制度化，与现行院校教育互补，统筹规划，整体布局，多层次展开，全方位推进。进一步完善管理体制和运行机制，使中医师承教育遵循中医自身的规律健康发展。

明确中医师承教育的基本要求

首先，中医师承教育要符合教育规律。师承教育也是教育，也要遵循教育规律。教育不但有一个专业的教和学的问题，更有一个育人的问题。中医师承教育不单要传授中医的学术、经验和知识，还要培育徒弟的仁爱理念，良好的医德医风，实事求是的科学态度，勤勉踏实的工作作风等。老师教得要认真，学生学得要专注，既传授了经验，也提高了徒弟的整体素质，只有如此才会收到理想的效果。

其次，要符合中医教育的规律。老师授课带教的内容一定是以中医为主题。无论是学术思想还是诊疗经验，都要很好地体现中医的特色和优势，全面地反映老师的独到见解和专业特长，还要启发徒弟的悟性，以提高学习效率。

第三，符合中医师承教育的规律。师承教育不同于院校教育而有其自身特点与规律。对老师而言是带徒，对学生而言是跟师，“带”

和“跟”都是单对单，要求传授和学习的内容以老师独到的知识体系为主，如学术流派、临床经验、专业技能、独特技术及治学方法等。总之，主要内容都应当是和别人不同，是老师独有的。这样才能算师承，这样的教和学才有实际意义。

同时，师承教育与研究生教育也有实质的区别。导师带研究生主要是培养研究生在本专业领域的研究能力，研究生要掌握本专业的学术发展动态，研究思路与方法，是宽视野、广角度的。而师承则主要学习和继承老师的临床经验和技能，重在实践。二者侧重点不同。

明确师承教育的任务与目标

师承教育的总体目标应当是经过一定期限的带徒跟师之后（目前一般为三年），学生能系统领悟、熟练掌握并能独立运用学到的经验、方法与技术进行相关疾病的临床诊疗，并较好地体现出所学方法的与众不同之处，真正反映出老师独特的经验和学术流派。而对于不同专业和技术领域的师承，教育任务和目标要求又要有所区别，如针灸和整骨重点看手法，中医内科重点看辨证用药，中药炮制主要看技术操作及火候掌握等。最重要的是要看这些技能与经验是不是真正从老师那里学来的。

科学设定教学方式

师承教育的教学方式应该是多样化、全方位的。如伺诊、跟老师查房、旁听老师会诊、听老师讲解及参加老师组织的学术讨论等。老师在这些活动中既可以讲解，也可以手法操作和演示，或指导徒弟施行实际诊疗。

在这种多样化的教学方式和带教过程中，老师言传身教，徒弟心领神会，更有师徒之间的问答和互动，从而可以提高学习效率，增强带教效果。

规范和完善考核方式

对师承教育进行定期考核与督查是完全必要的，这是保证带教质量和水平的重要一环。但是，目前考核现状主要是有关部门组织专家评审，以抽查病历、伺诊记录、抽查随师时间及跟师学习心得等为主要内容，程式化、表象化倾向突出，往往流于形式，很难真正反映徒弟究竟学到了老师多少经验，掌握了多少真实的特殊技术，因此，达不到考核的预期目的。

应进一步完善考核方式，规范考核内容。考核应该是双向甚至是三方面的，不应该只考徒弟学习得怎么样，也应该考核老师教得怎么样，有时还要征询病人的意见、评价。师徒在带徒学习期究竟做了什么？老师教了哪些独到的技术，传授了哪些经验？徒弟掌握了哪些实际技术，能不能用学到的本领解决实际临床问题？诊疗思路，处方用药是否反映了老师的特点和专长？必要时要进行实地考察，去门诊，去病房实际了解师徒教和学的效果，而不能仅仅满足于列出表格、进行打分，摆形式、走过场。

科学考核的过程可以使我们发现师承教育过程中的经验和不足，便于改进工作，提高效率。

合理安排带教时间

中医师承教育是一项重要的教学任务。应合理安排带教时间，保证师徒有充分的教学、传授、演示、操作、切磋的机会。目前，因大部分徒弟都是临床各专业的中青年业务骨干，担负着繁重的工作任务，有时使跟师学习的时间难以保证，从而影响带教效果。应妥善处理好工作与带教的矛盾与冲突，将跟师学习放在首位，其他工作任务适当让位，以确保在师承带教期间完成预期的任务目标。

做好指导老师遴选和徒弟选拔工作

做好指导老师遴选和徒弟选拔是保证师承教育质量的关键环节。制定相应的遴选标准和条件是必要的，如职称、学历、工作经历等。对于师承而言，老师条件更应看重究竟是不是有专长，是不是有独到的经验与技艺，对于一些确有一技之长的人则完全可以不受学历和职称的限制。对学生则主要看重其是不是真愿意学习老师的专长，有没有培养前途，这才是最根本的。因此，挑选徒弟，老师的意见应该起主导作用。应该把老师愿意带，徒弟愿意学作为老师遴选和徒弟选拔的首要条件。

另外，目前从专业分布看，中医师承教育有重医轻药现象。今后要增加真正体现老师专业技能的如中药炮制、中药鉴别等专行，通过师承带教，将这些技艺很好地传承下来。

秉承正确的中医师承教育理念

中医师承教育是中医学术与经验传承、技术流派延续的重要途径，应当切实抓紧、抓好。

对于做好中医师承教育工作的总体思路，有人曾提出如下主张："当前推行师承制首先应该立足于全国名老中医和各省市的名中医的学术继承。具体布局应以中医药各学院设置试点班为基础，以省级中医院开设名老中医工作室为核心，以市县中医院名中医带徒为主体，通过政府主导构建基本师承网络，确保师承教育的渐进、有序和高效。"

我个人认为，中医师承教育的定位应当是中医药院校教育的必要补充，以师带徒为主要方式主要传承的是个体化的经验、专长与特殊技能，不应过分强调规模，重在讲求实效；不应刻意追求数量，重在保证质量；不要求整齐划一，重在特色鲜明。只有秉承这样的理念，中医师承教育才会取得实际的效果。

各级中医行政主管部门应高度重视中医师承教育工作，各相关医疗机构应给予实际支持，为师徒带教和学习提供良好的条件，如提供名中医工作室专门用房，在工作时间安排上给予充分兼顾等，确保中医师承带教的顺利进行。

山东中医药大学附属医院 №

科别 内

日期 2010.7.18. 门诊中草药处方笺

□公费
□医保
□自费

姓名：赵某 性别：男 年龄：49 门诊号：

诊断：感冒、发热、咽痛。

Rp:

苏叶9g 牛蒡子15g 金灯笼12g
青果12g 桔梗9g 黄芩15g
葛根30g 生甘草6g 生石膏30g
连翘9g 柴胡15g 葱白3段

三付

水煎二次共兑为450ml，
早晚二次空腹温服。

医师 尹常健 工号

审核 调配

核对 发药

作者处方手迹：赵某，男，49岁。感冒、发热、咽痛。苏叶9克，牛蒡子15克，金灯笼12克，青果12克，桔梗9克，黄芩15克，葛根30克，生甘草6克，生石膏30克，连翘9克，柴胡15克，葱白3段。3付。水煎二次，共兑为450ml，早晚二次空腹温服。

中医科研的现状与对策

现状与问题

近20年来，我国中医科研蓬勃开展，产生了一大批科研成果，推动了中医学术的繁荣与进步，这是世所公认的。但是由于种种原因，当前我国中医科研较之于其他学科力量相对薄弱，遇到的困难也更大，特别是中医理论和临床研究的一些内容一直未能摆脱低水平重复的困扰，离突破性进展仍有较大差距。大部分研究成果未能很好地为临床所用，出现理论与实践的严重脱节，造成学术理论意义与实用价值的双重缺失。目前，也还没有建立起既适合中医学自身特点、又为现代科学所普遍认同的科研模式与方法。中医科研还有很长的艰辛路程要走，我们面临的任务是艰巨的。

导致这一现状的原因是多方面的。首先，目前中医管理体制对各类人才的考核和评价体系不尽完善，普遍存在“科研至重，奖项第一”的倾向。在各级各类评比中，要进入某些行列，科研成果的级别是所有标准中的硬指标、金标准。各级专业技术职称晋升连乡镇中医都一律要求必须有科研成果，正是受这些功利性因素的驱使，当前在各级中医机构中“全民搞科研，人人争项目”蔚成风气。甚至以项目大小比高低，以奖项级别论成败。这其实是很不正常的现象。这种风气在催生学风浮躁、急功近利的不良倾向的同时，也对中医科学研究产生了严重的负面影响。

其次，中医科研本身存在的方法学误区更是制约中医科研的最关键因素。具体体现在以下若干方面：

第一，千篇一律“拉郎配”。当前中医科研一个重要的基本模式就是牵强地将中医的病因、病机、证候、治法、方药等中医元素与现代医学的一些客观元素如分子生物学的微观指标进行“拉郎配”、“强对应”。如有的用中医“清热解毒”、“健脾益气”等宏观治法对某些疾病的具体病变指标进行干预研究，有的则将“疫毒”、“瘀热”这样一些中医病理概念与现代医学的肝纤维化 HSC 活化、ECM 堆积等联系起来相提并论等。这些科研项目构想过于牵强，设计过于随意。这种固定单一的科研模式限制了创新性思维，难以产生高水平的成果，得出的结论往往并无任何意义，造成人力财力资源的极大浪费。

第二，盲目追求高起点。近年来某些中医科研项目在课题设计时盲目追求所谓的高起点、新指标，千方百计捕捉现代科学的一些与中医根本不搭边的所谓新内容和新方法。如分子生物学及其相应的基因表达、转录等内容，不一而足。标书千篇一律，内容大同小异，看似高、新、尖，实则空中楼阁。既缺乏坚实的理论支撑，也缺乏可靠的实践依据，脱离了中医学的本色，为科研而科研，形成高新指标的堆积。大家都盲目追求高、新、尖，而一些最基本的理论与实践问题却无人问津。连用中医的理论与方法治疗西医疾病是否可行这样一些最基本的问题都还没有回答清楚，这些所谓高起点的研究根基何在呢?

第三，选题立项太随意。博大精深的中医学给我们留下了丰富的中医理论和学说，诸如阴阳学说、脏腑学说、病因学、病机学、治法学、方药学等，每一学说和理论似乎都可以成为中医科研取之不尽、用之不竭的资源。现代医学的飞速发展，如分子生物学的进展，又提供了中医科研可以充分利用的众多的研究内容、检测项目和指标，如基因芯片、星状细胞、细胞外基质、TNF-α、NFkB、Fas、Fasl、MDA、SOD蛋白组学等等。这些项目和指标与中医理论相互交叉，纵横交错，可产生出无穷无尽的科研题目。这就容易使得某些中医科研课题的选题立项表现出极大的随意性。这也是影响中医科研质量和水平的重要因素之一。这种选题立项的随意造成中医科研表面上的热闹与繁荣，而其背后折射出的却是学术研究的喧嚣与浮躁。

长期以来，中医科研似乎只有取得肯定的结论才算成功。因此，纵观很大一部分中医科研项目，评价疗效的无不效果肯定，证实作用机制的皆都结论清楚确切，几乎所有临床与实验研究目标都会得到圆满实现。这表面的圆满恰恰忽略了一点，那就是一种科研选题和方法并不应该总是成功的，往往其失败对于避免重走弯路或许具有同等重要的科学意义。中医科研尤其如此。这种鲜有失败的现象不禁使我们对这些结论的真实性产生疑虑。

从某种意义上说，对中医科研而言，我们缺少的也许并不是课题和项目，而是科学精神和科学思想；缺少的也不是成果和奖项，而是学术的积淀和科学的睿智。

明确中医科研的方向与目标

围绕一个中心

中医科学研究必须紧紧围绕提高诊疗水平和临床疗效这一中心展开。我们进行理论建设和方法学创新等所有研究都应当是为了提高中医诊断水平，完善中医治疗方法，从而切实提高临床疗效，进而扩大中医服务功能。如果偏离了这一中心和宗旨，失去了对临床实践的实际指导作用，无论我们的研究技术路线多么合理，研究方法多么先进，结论多么中肯，甚至取得了多么高的奖项，都是没有任何意义的，不过是空中楼阁。

针对两个目标

随着医学科学的飞速发展，中医学目前面临来自各方面的严峻挑战，其中最主要的就是治疗目标的转换和疾病谱的变化。这些变化要求中医学不仅要治疗传统的中医病证，也要面对西医的疾病，这是我们今天进行中医科研不能回避的现实。这一现实要求我们进行中医科研首先必须针对两个目标：一是在学习和继承中医学术理论精华和宝贵经验积累的基础上，开展中医病证的理论研究和临床探索；二是进行中医治疗西医疾病的方法学研究、疗效分析、机理探索等。我们要为中医治疗现代医学疾病探寻理论基础和实践依据，总结中医治疗这些疾病的规律和疗效特点并积累经验。这两个目标所进行的科学研究都应当坚持中医理论的指导，并适当融入现代科学的理念，借鉴现代科学的研究方法，使中医理论和临床诊疗不断完善与创新，以适应疾病谱变化对中医的实际要求。

抓住三条主线

理论研究、临床研究和实验研究是中医科学研究的三条主线。它们既是三个不同的研究领域，分别有各自不同的研究方向、目标与方法，它们之间又是互相联系、密不可分的，是缺一不可的。

（1）理论研究。相对于临床和实验研究，中医理论研究多年来并未取得实质性突破，特别是在理论创新方面更是严重滞后。目前理论研究基本上仍停留在文献整理和诠释水平上，陈陈相因，泥古守旧，造成理论与实践的严重脱节，失去了对临床实践的指导意义。当前，中医理论研究的许多问题都没有得到很好解决。从大的方面讲，用中医理论和方法治疗西医疾病是否可行，如果可行，理论基础是什么？实践依据在哪里？如果不可行，应如何评价这些年来中医治疗现代医学疾病的研究成果？中医学真正的特色与优势是什么？缺陷不足有哪些？再如一些具体问题，如古人一直倡导的“效不更方”是否正确？如果正确，为什么？如果不正确，应如何纠正？应如何解决临床上某些疾病无证可辨的问题？凡此种种，都需要我们作出明确的理论回答。因此，理论研究面临的任务是艰巨的。理论研究的主要任务应当是对中医理论的继承、整理、修删、增补、纠误，并根据治疗目标的转换和疾病谱的变化，提出新观点，建立新学说，解决新问题，建构起适应这些变化的新的理论支撑点。只有如此，所谓理论创新才不至于成为一句空话，中医科研才具有鲜活的生命力。

（2）临床研究。近年来，中医临床研究深入开展，取得了一些成果，但总的看还有诸多基本问题需要探索和解决。中医临床研究主要应以提高疗效为核心，要深入研究中医疗效优势、疗效定位、疗效特点、疗效学基础、疗效机理，探索和总结临床治疗规律特别是阶段治疗、环节治疗和个体化治疗方案的确立；明确中医主导、辅助和善后三个不同作用定位；找准临床研究的切入点与突破口，进一步研究

“证”的生物学本质、发生规律、表现特点；探求“证”与现代医学疾病的内在联系；研究和总结“证”的分布规律从而制定出最佳治疗方案；积累中医药治疗西医疾病的经验，创立新的治法，筛选有效方药；建立起科学统一的既为现代科学所接受，又充分体现中医疗效特点的疗效评价体系；要设定中医治疗不同病证和疾病的恰当疗程、剂量和用法要求、调方指征、停药标准等。

（3）实验研究。运用现代科学技术进行的实验研究是探求和阐明中医治法和方药作用机理，从而将某些中医研究引向深入的重要手段，用以说明临床疗效也更有说服力。实验结果胜过引经据典的论证。当然，实验研究对中医学术研究是必要的，但不是唯一的。实验研究应遵循来源于临床又服务于临床的客观规律，即实行临床—实验—临床的路线。实验研究的方向目标应当是正确的，技术路线与方法更应当科学合理。只有如此，实验研究的结论才会对中医临床实践产生积极的指导意义。

实验研究应重点解决好以下问题：①阐明疗效机制。如中医药效能的一般性机制和分子生物学机制等。实验研究的结果可以为临床证治提供可靠的理论依据，从而使传统中医理论得到升华，使治疗更为准确。②认知作用途径。中医治法与方药治疗疾病和疾病的某些环节和阶段，是通过不同的作用途径来取得疗效的。通过实验研究可以帮助我们对这些作用途径有所认知。③印证临床结论。临床研究的理论结论，特别是对某些客观指标的效应，往往需要相应的实验研究结论给予印证。④有助进行科学评价。实验研究结果可以帮助我们对某些方法和药物的疗效及安全性，甚至对某些治疗方法的前景进行科学客观的评价。

选准科研立项的突破口与切入点

选准突破口与切入点是科研成败的关键，以临床研究为例，应从以下几个方面入手：

选择具有疗效优势的环节

根据疾病发生发展规律，选择中医药最具疗效优势的环节进行研究，较易取得成果。如西药抗酸药可以有效地促进溃疡愈合，但溃疡复发问题并未得到根本解决。可以以此为突破口，发挥中医药在在保护胃黏膜、稳定内环境、增强胃黏膜屏障功能、改善微循环、抑制胃蛋白酶分泌、抗氧自由基损伤等方面的作用，从而达到抗溃疡复发的目的。再如抗乙肝病毒治疗，中医药尚无肯定疗效，但可以在激活免疫状态、防止病毒变异和耐药等方面发挥作用。选择这些具有疗效优势的领域作为突破口与切入点，可事半功倍，较易取得突破与进展。

选择具有方法学优势的环节

以口服药物为主要给药途径的中医药治疗对于胃炎、溃疡病、肠炎等胃肠道疾病具有一定的方法学优势。如汤剂可以发挥覆盖面广、作用直接、吸收充分等优势。而对肝性脑病，中药复方灌肠则常可降低血氨、促进病人神志清醒，且简便易行。再如，某些不同剂型的中药新药服用方便，适合慢性疾病患者长期应用等。选择具有方法学优势的治疗环节，便于观察和总结其规律，从而较易获得研究成果。

选择具有价格优势的方法和药物

许多慢性疾病患者需要长期治疗，患者往往经济负担较重。在保证疗效的前提下，考虑如何减轻患者的经济负担是必要的。对某些疾病或疾病的某些环节，中医药治疗价格相对低廉，患者较易承受。因此，将筛选和研制具有价格优势的方法与药物作为选题切入点，可保证临床研究的顺利进行。

选择患者治疗依从性较好的方法和途径

提高患者对治疗的依从性对于保证疾病最终康复具有十分重要的意义。中医药研究的疗效优势、经济学优势以及多种多样的剂型，可以灵活设定疗程、用量和方法等特点都是提高患者治疗依从性的条件。可以根据不同疾病的具体状况，将较好的治疗依从性作为科研选题的切入点。

中医科研的几个主要命题

凝练中医科学主题

中医学由于产生年代久远，典籍汗牛充栋，文献浩如烟海，科学主题不够凝练。特别是某些理论经过历代医家的不断阐释与发挥，有时某一个科学的内核往往被层层叠叠的各种学说、理论或论述所包绕，甚至演绎出互相对立的观点，使人难得要领。某些中医著作人文色彩过于浓厚，让人无所适从，给中医理论的学术传承带来困难。上世纪50年代，高等中医药院校教材的编写就是很好的凝练科学主题的过程，如《中医基础学》就是将《内经》等医学典籍的核心理论进行高度提炼和概括，中医临床内、外、妇、儿、针灸、推拿、五官等各科教材则是将历代医家的著述去伪存真、去粗存精、去虚存实，进行系统对照与比较、科学选择，使其主题明确、论点鲜明、内容集中、切合实用，对中医学的学习与传承发挥了重要的作用，使中医学真正建立起了系统完整的理论体系和临床学科的总体框架，为中医学术进步与发展作出了巨大贡献，产生了重要影响。应该说，这次统编教材的编审和出版是中医学术发展史上最重要的成果之一。

应该看到，随着医学科学的发展，目前凝练中医科学主题的工作还是很不够的。应该进一步加大力度，将中医学各相关科学主题高度提炼，剔除一切虚玄空乏的内容，适当增加国内近几十年来的最新研究成果，保证中医学准确、科学、真实、简洁，以便于学习、便于掌握、便于应用、便于推广，使中医学真正成为一门既充分体现中医学特色又符合医学科学属性的学术体系。

建立科学统一的疗效评价体系

建立科学统一的中医药疗效评价体系是中医临床研究的关键一环，也是评价中医临床水平、认识中医药疗效优势与特点、分析其缺陷与不足的唯一途径。只有有了科学统一的疗效评价体系，才能正确指导我们作出对某一疾病、某一治疗环节中医治疗方法的选择与施行，也才有利于中医诊疗技术的推介。

目前中医学尚未建立起科学统一的疗效评价体系，特别是在疗程长短、剂量大小、调方指征、停药时机等方面均未制定出科学可行的标准和要求。目前各地报道的中医疗效差异甚大，总结出的经验经不起临床的检验和重复，甚至出现对中医疗效盲目夸大和全盘否定的片面倾向。这除受研究方法与水平差异的影响外，未建立起科学统一的评估标准是重要的原因之一。应该说，目前状况与中医临床研究的客观要求是极不适应的。

建立科学统一的评估体系的基本原则应该是既充分借鉴现代医学疗效评估的方法与模式，又要充分体现中医疗效的特色。要做到长期疗效与近期疗效相结合，整体疗效与局部疗效相结合，证候疗效与客观指标疗效相结合，治疗作用与善后作用相结合。疗效标准既有质的疗效体现，又有量的变化反映，既反映个体疗效，又反映普遍规律。疗效评估体系还要涉及疗程、用药剂量、调方指征、停药时机等，要有近期与远期随访，要体现生活质量的改善等。

创新理论建设

建构新的中医理论体系

建构新的中医理论体系是中医学术研究的重要任务之一。这是当前科学环境和疾病谱变化的现实对中医学的客观要求。所谓全新的中医理论体系应包含两方面内容，一是完整准确地继承中医学术精华，体现中医学的理论实质如病因病机、辨证论治、治法确立、方药组合等，二是合理吸纳现代医学科学理念如生命本质、疾病发生学、临床治疗学、预防医学等内容。这一脱胎于传统中医学的新的理论体系对中医病证和现代医学疾病具有双重指导作用，既是中医学术进步的重要标志，也是中医学发展的必然历程。

创建新的科研范式

创新科研范式首先应该打破“拉郎配”这一单一的科研模式。中医科研借鉴现代医学方法是必要的，但不是唯一的，尤其不应牵强附会、千篇一律地套用一种固定的模式。要根据文献研究、临床研究、理论研究、实验研究的不同特点，分别选用、创制不同的科研范式，采取不同的研究方法，以适应不同科研内容的实际需要。

山东中医药大学附属医院　№

科别　内

日期　2002.4.26.　门诊中草药处方笺

□公费
□医保
□自费

姓名：郑某　性别：男　年龄：49　门诊号：

诊断：牙痛

Rp:

透骨草15g　生石膏30g　细辛3g
熟大黄3g　生甘草3g　蜈蚣2条
蔓荆子15g　全虫9g　川芎15g
地龙9g　生姜3片为引
水煎2次共兑为400—500ml
早晚二次或早中晚三次温服。

医师　尹常健　工号

审核　调配

核对　发药

作者处方手迹：郑某，男，49岁。牙痛。透骨草15克，生石膏30克，细辛3克，熟大黄3克，生甘草3克，蜈蚣2条，蔓荆子15克，全虫9克，川芎15克，地龙9克，生姜3片为引。水煎二次，共兑为400~500ml，早晚二次或早中晚三次温服。

应重视
医院制剂的研发与应用

医院制剂是指由该医院内部医生在总结长期临床实践经验的基础上组方选药、医院内部研发的不同剂型的中药制剂如膏剂、丸散剂、颗粒剂、片剂等。近年来，医院制剂的研发与应用日益受到各级中医药主管部门、各级中医医疗机构和广大中医工作者的重视。研发更多安全有效的医院制剂是适应中药剂型改革和中医临床研究需要、扩大中医药服务功能、提高医院的社会与经济效益、促进中医院快速健康发展的主要措施，应当高度重视，有序组织，加大力度，切实把这项工作做好。

医院制剂研发的重要意义

多途径给药的实际需要

长期以来，中医药一直将传统中药复方水煎汤剂作为主要剂型，给药途径也以口服为主。汤剂口服虽然具有组方用药加减灵活、水煎容量及胃肠内覆盖面较大，对多数疾病而言多具有吸收较为充分、收效较为快捷等优势，但是汤剂的局限性也是显而易见的。汤剂普遍口感较差，慢性病长期服用及老人、幼儿服用等均有诸多不便，有时甚至难以接受，影响了患者的治疗依从性，有的甚至被迫中止服药，从而使临床应用收到限制，迫切需要不同剂型的制剂。其次，某些特殊疾病的治疗需要，如局部溃疡、炎症、疼痛、肿胀等所需用的贴剂、膏剂、擦剂，口腔溃疡用散剂，咽喉炎症用含化剂及昏迷病人的鼻饲给药、雾化吸入及直肠给药等都是临床切实需要，传统汤剂只是众多剂型之一，不可能覆盖所有疾病的治疗。因此，只有尽可能品种齐全的医院制剂才能使多途径给药成为可能，这对提高临床疗效，扩大中医服务功能，满足病人不同层次的中医需求都是非常重要的。

临床科研的客观需求

临床科研是中医科研的主要内容之一，而临床科研的主要课题如方法学研究、疗效观察与机理探讨等都要涉及用法、用量、疗程和疗效评价等基本要素，在这一过程中，传统汤剂可控性较差的缺陷就表现得尤为突出。虽然临床医生对同一疾病进行观察的患者组方用药是一致的，对患者提出的煎服要求也是相同的，但却往往因患者的不同年龄、职业、文化程度差异甚至不同地域等众多因素的影响而使汤剂煎煮过程中在水质、方法、时间及火候掌握等方面都很难做到整齐划一，而这些因素对汤剂药效质量的统一又非常重要。因此，临床观察结论的科学性和可信度就会受到极大影响。医院制剂剂型相对固定，工艺相同，质控标准一致，从而保证了药效的稳定性，既便于临床观察又便于疗效总结，得出的结论也更为可信，经验推介的意义也就更大。

专病防治的迫切需求

对某些专病进行中医药防治，应用固定剂型的系列医院制剂，以适应疾病的不同阶段、不同环节的治疗，既符合疾病的发生发展规律，又符合中医理论，尤其能充分体现研制者的临床经验和本专业、本医院的用药特色。如对乙型肝炎的治疗，根据乙型肝炎可能出现的黄疸、胁痛、呕吐、肝脾肿大等证候，分别研制退黄、止痛、止呕、化积的院内制剂，根据病情需要可用一种，也可几种联合应用，各适其所，而这也恰恰是目前商品中成药所难以做到的。

山东省中医院长期以来重视对专病防治的医院制剂研发，收到了很好的效果。如周围血管科的四虫片、活血通脉片，肝病科的抗脂肪肝颗粒，呼吸科的肺得宁合剂，外科的散结片，骨科的接骨片，肛肠科的荆芥方，皮肤科的消银合剂，妇科的盆腔炎颗粒等医院制剂为专病的防治发挥了很好的作用，产生了广泛的影响。有的制剂如四虫片、肺得宁合剂等临床使用都已近五十年历史，至今仍常用不衰，受到广大患者的信赖与赞誉。

学科、专科建设的重要保证

重点学科和重点专科建设是中医学术进步和事业发展的重要内容，而学科和专科建设重在特色。临床学科的特色在一定程度上往往可由本学科和专科的自制药剂来体现，因为自制剂可以最大程度地反映本学科、本专科的学术特色和技术优势，充分体现研制人的临床经验。自制剂的广泛应用可以不断提高临床疗效，扩大服务功能，从而在极大方便病人的同时也丰富了学科专科建设的学术内涵，这对学科人才培养、科学研究等都是不可或缺的。因此，国家及省级重点学科、重点专科都把自制剂作为重要的考核评估指标。如山东省中医院内科既是山东省重点学科，也是教育部重点学科培养单位，该科八个专业的医院制剂达到六十余种。有的制剂已有几十年历史，几代人沿用至今，成为本学科宝贵的学术财富，承载了本学科深厚的学术积淀。

名院、名科建设的实际需要

名院名科建设是中医药事业发展的重要环节和举措。一个医院、一个科室要成为名院名科，不但要有名医，要有知名度高、影响大的学科带头人，更需要几种或多种对某些疾病确有良好疗效、能反映本院本科专业特长或特色的医院制剂，这对于提高医院和科室的知名度是至关重要的。临床上常常因为病人先知道了某种制剂，然后才了解了医院和熟悉了相关科室，甚至也才了解了某一位专家。如山东省中医院的医院制剂肺得宁合剂是医院第一任院长，全国著名中医专家，曾担任毛主席保健医生的刘惠民先生创制。患者在应用该药的过程中不但亲身感受到它的良好效果，更进一步加深了对医院历史和刘老本人的了解，从而提高了对医院和刘老的信任度。广大患者和社会的认知度是名院名科建设最强有力的外部支撑和基础，离开了社会各界和广大患者的信任，名院名科建设就会成为一句空话。因此，医院制剂在名院名科建设中所发挥的作用是不可替代的。许多医院制剂在长期的应用中成为一院一科甚至一方的知名品牌。

弥补目前商品中成药的缺陷与不足

近年来，国内虽然每年都有大批各专业各病种不同剂型的中药新药问世并投入临床应用，但由于目前中药新药在研制过程中存在的指导思想、运作模式等方面的诸多误区和偏差，当前中成药普遍存在治疗目标针对性不强、疗效远非理想及病种之间品种分布多寡失衡等问题，临床应用受到很大限制，而医院制剂恰恰可以弥补这方面的缺憾。

创造良好经济效益的重要途径

在提高中医诊疗水平、提高临床疗效、扩大中医服务功能的基础上创造良好的经济效益，是中医医疗机构、可持续发展的根本保证。医院制剂因地制宜，研发成本较低，较易获得收益。在当前各级中医医疗机构特别是某些基层中医院经济困难、举步维艰的状况下，医院制剂的研发与应用对缓解经济困难就显得更为重要。经常有凭一种或几种医院制剂救活一个中医单位的实例。山东省中医院现有医院制剂125种，年收入达一千三百万元，对医院各项事业的发展提供了有力的支撑。

医院制剂的主要优势

针对性较强

医院制剂一般都是医院有关科室根据本学科诊疗范围、主要病种、人才状况、药源状况、制剂条件等综合考虑、慎重权衡才确定制剂品种、选择剂型的。因此，针对的疾病目标十分明确，较易收效。

疗效可靠

医院制剂的处方一般都是研制者在多年经验积累的基础上形成的，多能真实地反映研制者的经验和水平，临床应用多能得心应手，因此在多数情况下疗效较为可靠。

可控性较好

医院制剂院内制、院内用，范围较小，可以较为迅速地了解和掌握患者用药后的真实反应，如效果优劣，有无副反应等。这便于及时了解疗效和不良反应并进行必要的调整，从而大大提高疗效和安全性。

加强医院制剂研发，扩大临床应用

目前医院制剂审批程序繁琐，限制较多，耗时较长，给临床应用和科研用药带来极大不便。建议行政主管部门将此作为加强中医医疗机构内涵建设的重要内容，加大支持力度，制定相应法规，简化准入手续，适当放宽研制人的资质要求，缩短审批程序，扩大应用范围，延长审批期限，为加强医院制剂研发、扩大临床应用创造条件，提供方便，使医院制剂既有章可循，有法可依，又方便快捷，便于操作，以便使更多确有良效的医院制剂应用于临床，为广大患者服务，并使之为中医药学的学术和事业发展发挥应有的作用。

应加强中医药科普宣介工作

一个时期以来某些伪中医养生专家制造的神话虽然已经破灭，是非也已经分明，但是这一现象留给我们的思考却是长期的，教训也是深刻的。这一现象深刻反映了国人对中医的认知度普遍偏低，而其产生的根源在很大程度上是因为目前还没有建立起科学求实、真正有利于中医药事业发展的舆论环境，中医科普宣介也还存在着许多偏差。因此，切实做好中医药科普宣介工作，提高广大民众的中医认知度，重建适合中医药生存和发展的文化土壤已成为当务之急，势在必行。

中医药科普宣介的重要意义

进行积极有效的中医科普宣介是营造有利于中医药事业发展的良好的舆论环境的最重要举措之一。从某种意义上说，做好中医药科普宣介工作是开展中医药工作的先导和做好各项中医药工作的重要保证，也是推动中医药事业不断发展和建立群众基础的关键所在。要把中医药科普宣介工作作为中医药工作的重要组成部分切实抓紧抓好。中医药科学普及做好了，宣传介绍到位了，才会提高大众对中医药的认知度和认同感，社会各界也才能深入了解中医，正确认识中医，密切关注中医。而全社会的了解和关注才是中医药各项事业发展的根本保证，中医药科普宣介所起的作用是举足轻重和不可替代的。

中医药科普宣介应坚持的基本原则

中医药科普宣介首先要把握正确的舆论导向。要坚持中医科普的公益性，要站在保护公众健康的立场上，一切为了大众利益和人民健康。要坚持正面宣传为主，贴近中医药工作的实际，贴近广大群众对中医药信息的实际需求，坚持科学理性、客观公正、求真务实，向大众传达中医药的真实信息。在宣介过程中要把握导向性、注重实效性、重视科学性、坚持通俗性。要做到全方位、多形式、广渠道、宽视角。要充分利用电视、广播、报纸及书刊等多种宣传媒体，使中医药科普宣介工作既系统完整又形式多样，既严肃求真又生动活泼。杜绝在中医药科普宣介中求奇觅怪、故弄玄虚、混淆医巫和哗众取宠等不良现象的发生，坚决抵制所谓包治百病的神方秘方等虚假不实的广告宣传。要防止出现中医使神秘化和低俗化的宣传倾向。要克服当前中医科普宣介普遍存在的随意性，政府各有关职能部门应进行统一规划，整体布局，科学分工，合理安排宣介内容，组织有关人员下农村、进社区，深入基层、深入群众，把中医宣介工作落到实处。要加强新闻媒体之间的沟通与协调，对反科学和伪科学的虚假宣传进行行政干预和制度掌控，以保证中医科普宣介工作的顺利进行和健康发展。

中医药科普宣介的主要内容

中医药科普宣介首先要告诉大众真实的中医。要让大众了解，中医学是一门研究人体生理病理、防病治病、养生保健的医学科学和防病治病技术。中医学有完整的理论体系、深厚的学术积淀和丰富的经验积累，是我国古代医学家经验和智慧的结晶。要宣传中医的科学性、有效性、简便性和实用性，介绍中医整体观念、宏观调控、辨证论治、个体诊疗等基本特色。要告诉大众，正是这些特色承载了中医学某些方法学、疗效学、卫生经济学和治疗依从性等诸多方面的优势。要让大众了解，中医学是真实的、具体的和自然的，而不是复杂的、神秘的，更不是玄虚的。

要实事求是地宣介，中医学同所有其他门类的自然科学一样，也有自身的缺陷与不足。这些缺陷与不足有的是受历史条件限制、在发展过程中自然形成的，有的则是在治疗目标转换、科学环境变化和现代科学飞速发展等挑战面前而日益显露出来的。充分认识中医学自身的片面性与局限性，不仅是我们应有的科学态度，也是寻求突破与发展的动力所在。要正确对待和宣传中医药发展过程中遇到的挑战、困难和问题，从而集中大众的智慧和力量，寻找解决问题和克服困难的办法。

要向大众宣介中医学系统的养生保健理论与方法。要引导大众把握中医养生的真谛，如：精神内守——保持平和乐观的心态，起居有常——保持良好的生活规律，饮食有节——坚持合理的饮食结构，顺应四时——适应气候变化的规律，以及坚持劳逸适度、动静结合、适量运动及调适环境等养生原则，使中医养生学这一宝贵的科学财富为人民大众的健康服务。

要宣传发展中医药事业的重要意义。要告诉广大民众，当前老龄化社会的初步形成、亚健康状态的普遍存在、生活方式病的日渐增多、疾病谱的变化、医学模式的改变及当前正在进行的医疗卫生体制改革等现实状况，在这些领域都有现代医学没有根本解决或解决得不好的问题，都需要中医学的介入。特别是中医药理论体系的指导思想和科学内涵符合21世纪医学从疾病医学向健康医学发展、从重治疗向重预防发展、从对病原的对抗治疗向整体治疗发展、从群体治疗向个体治疗发展及从以疾病为中心向以病人为中心发展等发展趋势。因此，可以这样说，没有中医学介入的中国医学体系是不完整的。

向公众宣传在我国中西医两种同时存在的医学自然科学尽管理论体系不同、思维方式不同、文化背景不同、诊疗方法不同，但是却针对共同的客体、追求共同的目标、承担共同的使命。中西医在医学科学实质上存在广泛的趋同性和内在联系，在方法学上具有众多的互补性。中西医应当互相借鉴、优势互补，而不是互相对立和排斥。要向大众宣介中西医各自不同的优势领域，告诉广大民众哪些疾病、疾病的哪些环节、哪些阶段适宜求诊中医或西医，为大众求医就诊提出建议、当好参谋、做好向导，以争取更多的中医医疗受众。

向大众宣介中医药“简、便、廉、验”的防病治病、健体强身常识、技术、方法和经验，介绍常用的中医适宜技术及常见病中医简易疗法，让广大民众了解、熟悉和应用简便易行的中医药疗法进行常见病、多发病和季节病的防治和养生保健。

要加强宣传中央中西医并重的卫生工作指导方针，宣传中医药在当前我国医疗卫生体制改革中的重要作用和地位，以唤起广大人民群众和社会各界关注和支持中医药事业发展的热情。

要经常组织举办有关中医科普的学习与培训，要有计划地组织出版图文并茂、通俗易懂的中医科普读物、音像资料，在中学和某些大学增设中医常识课，使中医药知识广泛普及，深入人心。

加强中医药科普队伍建设

建设一支知识结构合理、专业素质较高的中医科普宣介队伍是做好中医科普宣介工作的重要保证，应给予高度重视，精心组织。

长期以来，中医科普宣介的任务主要由专业科普工作者、医史工作者、文史工作者及哲学研究人员等承担，中医科普的文章也主要由他们来撰写，他们对中医药文化普及所发挥的作用是重要和巨大的。但是由于受专业知识所限，他们对中医的宣介多侧重于历史、哲学及文化层面，这对于中医药科普宣介的整体要求而言显然是不够的，难免存在一定的片面性和局限性。因此，应更多地吸纳中医专业人员参与到中医科普队伍中来并充分发挥他们的作用。

中医专业人员包括中医临床、教学和科研工作者。他们长期从事中医工作，进行中医研究，他们了解中医、熟悉中医，他们在实际工作中感悟中医的科学实质，在专业研究中体会中医的特色与优势，他们对中医面临的挑战、困境及未来中医学术发展的方向等更是了然于胸，他们思考和关注的问题往往是中医的焦点和热点问题，他们不做空头文章，他们最容易把话说到点子上，也最容易把道理讲到实处，因此他们更能向大众传达中医药的真实信息。但是，由于诊务、教务、科研工作繁忙及其他原因，目前中医专业人员对中医科普宣介的参与还是远远不够的。我们应当多倾听他们的声音，为他们进行中医科普宣介创造条件、提供方便。中医工作者也应当义不容辞地承担起科学普及中医、宣传介绍中医的神圣职责。

要建设一支由专业科普工作者和中医专业人士为主体的中医科普队伍，发挥多学科优势，共同探索中医科普宣介的系统方法和规律，增强业务素质，提高宣介水平，改进宣传效果。

做好中医科普工作责在传媒、成在传媒，宣传媒介理应承担起科学宣传中医、正确引导大众的责任，让全社会都来了解和关注中医，共同促进中医药事业的发展。经过长期的共同努力，中医科普宣介工作必将踏实推进，在神州大地上盛开中医科普之花，结出中医振兴之果。

山东中医药大学附属医院 №

□公费
□医保
□自费

科别 内

日期 2001.6.13. 门诊中草药处方笺

姓名：姜某 性别：男 年龄：76 门诊号：

诊断：慢性支气管炎

Rp:

元蒌15g 芦根15g 黄芩15g

桔梗9g 桑白皮12g 鹅管石15g

白前12g 甘草6g 炒杏仁9g

鱼腥草15g 半夏9g 细辛3g

梨半只为引

水煎2次共兑为400～500ml

早晚2次或早中晚三次温服。

医师 ______ 工号 ______

审核 ______ 调配 ______

核对 ______ 发药 ______

作者处方手迹：姜某，男，76岁。慢性支气管炎。元蒌15克，芦根15克，黄芩15克，桔梗9克，桑白皮12克，鹅管石15克，白前12克，甘草6克，炒杏仁9克，鱼腥草15克，半夏9克，细辛3克，梨半只为引。水煎二次，共兑为400～500ml，早晚二次或早中晚三次温服。

中西医结合
——中国医学发展的必由之路

中西医结合虽然已经走过了半个世纪的漫长历程，但至今社会各界对此仍时有褒贬，毁誉不一，充分反映了国人对中西医结合所普遍存在的不解和偏见。因此，对中西医结合的一些基本问题进行系统全面的认识与阐述，以正视听，实属必要之务。现不揣浅陋，略陈己见如下。

中西医结合的渊源与现状

中西医结合肇端于上世纪初叶中西医汇通派提出的学说和临床实践。20 世纪初叶，西方医学在我国的广泛传播与飞速发展引起了中医学术界的普遍关注与重视，不少有识之士已经认识到中西医各有所长，应当优势互补，并提出了中西医汇通的愿望与构想。清末民初涌现出以唐宗海、恽铁樵、张锡纯等为代表的中西医汇通的先行者。也正是他们首先提出了中西医结合的美好设想并付诸实践。他们认为中西医在理论上是相通的，在治疗中中药与西药不应互相抵牾，而应当配合应用。张锡纯先生主张医学应当衷中参西，他写出了著名的学术专著《医学衷中参西录》，书中对很多疾病的治疗都采用了中西医双重治疗方法和药物，对一些病证的理论认识也接受了许多西医学的观点和理念。民国时期，一些“先知先觉”们更是萌生了实行中西医结合以发展中医的思想，如北京四大名医之一的施今墨先生明确提出：“中医积累千年之经验，必须与西洋医学相结合，始能究其真理。”正是这些医学家们的科学思想和医疗实践催生了我国中西医结合的萌芽。

20世纪50年代，毛泽东主席发出了“把中医中药的知识和西医西药的知识结合起来，创造中国统一的新医学新药学”的号召，从此我国医药卫生界才正式有了“中西医结合”这一概念和实践。毛主席虽然不是医学家，但他却具有一般人所不可能具有的人文情怀、科学理想和哲人睿智。这一号召也绝不是一个简单的政治口号和行政号召，而是顺应医学科学发展的潮流并根据我国医疗卫生现状和中西医两种医学并存的现实而提出的。五十多年来的中西医结合历程充分证明了毛主席敏锐的科学预见性。中西医结合在理论和临床的许多研究领域都取得了令人瞩目的研究成果，中西医结合几乎涵盖了所有专业，新的中西医结合诊疗方案不断建立，中医药的疗效机制得到进一步认知与阐明，中西医结合使一些重大疾病的疗效取得突破，极大地丰富了临床治疗学的内容。更为重要的是，中西医结合的实践过程对中西医学术界的科学理念和广大患者的就医观念都产生了极其深远的影响。中西医结合是得到绝大部分临床工作者的认可的。一项调查显示：68.85%的患者最喜欢中西医结合医学，65.45%的患者最喜欢中西医结合医院，71.2%的患者最喜欢中西医结合治疗方法。分别有92.21%的医务工作者认为要实行中西医结合医学的诊断，93.52%的医务工作者认为要实行中西医结合的治疗方法。对于某些疾病如免疫性疾病的调控免疫治疗、肝硬化的抗肝纤维化治疗、肝脏炎症的护肝治疗、中风后的康复治疗等，中西医结合已成为医者和患者的首选。

几十年来，我国创办了多种中西医结合专业学术刊物，出版和发表了众多的中西医结合的科学论著，相继成立了各专业的中西医结合学术团体，有的高等院校还设立了中西医结合专业和硕士、博士学位授予点，中西医结合在我国已经形成一个完整的学术体系。

目前，除中医文献和中医理论教学工作外，从中医临床诊疗到中医科研的选题、设计与实施都无法离开中西医的融汇与贯通，这一点各级中医医疗机构的临床工作者都会有切身的感受。从某种意义上说，目前中医医疗和科研机构的中医从业者所从事的实质上都是中西医结合的医疗和科研实践。如果说上世纪五六十年代我国中西医结合队伍是以西学中人员为主的话，那么现在每一位中医工作者则都是中西医结合队伍中的一员。

与此同时，我们也应该看到，目前中西医结合存在“一头偏”的现象，是单向的，即中西医结合工作基本上是在中医和中西医结合机构内进行的，中西医结合队伍也从以往的西学中转变为以中学西为主的中医从业者，鲜有西医人员主动学习中医并进行中西医结合研究。这就使中西医结合局限在一定的范围之内，就整个医学体系和医疗卫生事业而言，中西医结合无论在广度、深度及普遍性方面都还是很有限的，是远远不够的。对于中西医结合的总体目标、思路方法也尚未形成共识，也还没有建立起中西医结合的最佳模式，中西医结合的许多理论与实践问题都有待我们去进行新的探索。我们面临的任务是艰巨的。

中西医结合的定义和内涵

对中西医结合的定义和内涵，历来有各种不同的理解。李致重先生将中西医结合定义为“中西医工作者相互合作，中西医学术相互配合，以提高临床疗效为目的的实践过程，谓之中西医结合”，这里主要提到了人员的结合和学术的配合。

刘洋先生则认为“真正的中西医结合工作，开始于20世纪50年代，希望因此而创立中国的新医药学。具体做法是在中学西、西学中的基础上，用西医阐明中医，将中医纳入西医科学的理论之中”，这里则主要强调了他对中西医结合方法学的个人见解。

其实，中西医结合具有多种含义。首先，因其是领袖发出的号召，就自然体现了我国卫生事业和医学科学发展的政策导向，同时还包含有中西医的机构结合、队伍结合、人员结合、学科结合等，而最核心最根本的结合则是中西医两套理论体系和技术方法的学术和技术结合。

从学术层面而言，中西医结合不是中医加西医，也不单单是两套诊疗方法的并用，而是必须具备三个方面的条件，即：实现中西医理论互融，完成中西医实践渗透，建构起中西医工作者所普遍认可的双重诊疗体系。这既是中西医结合的真正含义，也是中西医结合工作者神圣的科学使命。经过长期努力，最终实现这一目标，对推动中医学术的发展和我国医学科学进步都具有极其深远的意义。

为什么要中西医结合

两种医学体系同时并存所作出的必然选择

中西医结合是中国医学发展史上的重大事件。这一事件的发生不是偶然的，而是中西医学两种医学体系共同会聚于中国的土地上所引发的必然结果。中医学在我国已有两千多年的历史，在西医学未进入我国之前，中医学是沿着自己的道路，按照自身的规律去发展的。十九世纪西方医学进入我国并逐渐占据了我国医学的主导地位，出现了我国中西医两种医学体系并存的现实。中西医学虽然在理论体系、思维方式和诊疗方法等许多方面都存在着某些差异，但其宗旨、目标和针对的客体却是相同的，这就是防病治病、提高健康水平、改善生命质量。这就使得中西医两种医学体系不是互相取代就是互相结合，不是互相排斥就是互相渗透，不是互相拒绝就是互相移植，不是互相对立就是互相借鉴。毫无疑问，理智而正确的选择应当也只能是后者。

中西医作为人类防病治病的智慧结晶，既有各自的优势与特色，又都有各自的局限与不足。进行互融与渗透、互补与借鉴也就成为势所必须，而在当今世界，唯有中国才会有这种可能。中西医结合是我国医学科学发展的必然要求，也是临床诊疗的客观需要，而不是我们要不要和愿意不愿意的问题。

中医学术自身发展的实际需要

当前，中医面对的治疗目标已经由传统的中医病证全面转换到现代医学疾病。我们进行的一切中医研究包括临床诊治、疗效评价、新药研制、科研设计及实施等，都无一例外地是以西医疾病如乙型肝炎、糖尿病、肾炎等作为目标的，而不再是头痛、胁痛、消渴等中医病证，对于疗效目标的追求也从单纯追求“证”的减轻或消失到现代医学疾病病变实质及相应的客观指标的改善和恢复。而传统中医理论并没有为现代医学疾病的中医诊疗准备好现成的答案，迫切需要进行中医理论的创新。要创新就要充分吸纳现代医学的新成果，进行理论的印证和融合、诊疗方法的互补和借鉴，从而使中医学真正成为一个开放的学术体系，促进中医学术的进步与发展。中西医结合就成为借鉴现代医学最新成果的最佳途径。在全新的科学环境下，拒绝融入现代医学科学理念是不现实的。

现代医学发展的客观需求

新中国建国以来，特别是近30年来，西医学在教学、医疗和科研的各个领域都取得了巨大的发展和举世瞩目的成就，使我国医疗卫生的面貌发生了翻天覆地的变化，在很多学科已经接近或超越世界先进水平，这是世所公认的。

但是，随着疾病谱的巨大变化，生活方式病的日渐增多，老龄化社会的初步形成，亚健康状态的普遍存在，特别是健康观念和医学模式的改变，在医学科学的许多领域，西医学都还有没有根本解决或解决得不好的医学难题，如抗生素和抗病毒药物的广泛应用所导致的病原微生物变异和耐药问题，肿瘤化疗和放疗的毒副反应问题，手术后的康复治疗问题，多种疾病的药物依赖问题等。这些临床实践问题都需要中医学的介入，从而进行中西医方法学和技术的借鉴与互补。这样可以大大丰富临床治疗学内容，完善医疗服务功能。在中国，离开了中医学介入的医学体系是不完整的。

中西医能不能结合

对中西医能不能结合的问题，学术界一直存在着争论，不少人存有疑虑，甚至持否定态度。如有人指出："由于中西医学在方法论上的本质区别，在理论上缺乏真正结合的基础。"有人认为，中西医学两套不同的理论体系根本不可能结合；也有人认为，中医是文化，是科学，是技术，而这三个方面都有鲜明的民族性，而民族性决定了中西医结合的艰难。

实践证明，这些观点是仅仅局限于理论和概念层面的表象化认识。持这种观点的人主要是理论和医史工作者，缺乏对具体专业和疾病的深入研究，缺乏对中西医学科学本质的系统了解，有些提法是想当然的，因而这些观点是肤浅的、片面的甚至是错误的。

中西医学虽然理论体系不同，思维方式有别，诊疗模式存在较大差异，但是二者针对的客体、治疗的目标、研究的目的却都是一致的。中西医学都是在同疾病斗争的实践中产生和不断发展的，二者对人体生理病理、发病规律、防治原则等基本问题的认识本质上都是相近的、相符的甚至是相同的。

以肝病为例，中医之黄疸、肝积、鼓胀与现代医学病毒性肝炎、肝硬化、门脉高压等疾病之间在理论和临床的各个方面都具有密切的相关性，存在着广泛的内在联系。中西医对肝的物质认识都是建立在解剖学基础之上的，是基本一致的；对肝的主要的生理功能和病理变化规律的认识也是非常相近的；对病因认识，中医学认为“杂气”、“疫毒”等特异性传染性致病因子、虫毒、过度饮酒等是引起黄疸、肝积和鼓胀的主要病因，而现代医学则证实肝炎、肝硬化等肝脏疾病由肝炎病毒、血吸虫及乙醇中毒等引起，二者几乎是完全一致的；在治疗上，现代医学主要采取抗病毒、抗炎、护肝、利水等治疗措施，而中医则用清热解毒、利湿退黄、凉血活血、利水消胀等为治法，中西医在治疗方向上也是大体相符的，近年来的研究表明，清热解毒法可以减轻肝脏炎症、改善肝脏生化指标，活血化瘀法则可改善肝脏微循环，使肝脏纤维化程度减轻，在针对目标和疗效体现上是基本一致的；中医经典著作《金匮要略》提出肝病用药的总原则“肝之病，补用酸，助用焦苦，益用甘味之药调之”，现代医学则从酸味的五味子中提取联苯双酯、双环醇，从甘味药甘草中提取甘利欣，而这些都成为主要的护肝药，这绝不是偶然的巧合，而是两种医学科学超越时空的碰撞和交融，充分证明了中医学真实的科学内涵。中医在两千年前发明的针刺放腹水法，与现代医学之穿刺放腹水在穿刺部位、间隔时间、穿刺禁忌等方面几近一致；中医制定的黄疸病人应卧床休息、鼓胀病人应“限盐、戒酒”的生活调养原则更与现代医学完全吻合。

再如消渴之与糖尿病，哮喘之与喘息性支气管炎，腹泻与结肠炎等疾病，中西医也都具有大致相近的认识，痢疾与菌痢则几乎完全相同。中医药生津止渴、化痰平喘、健脾止泻及清肠解毒等作用功效就成为这些疾病共同的疗效学基础，至于中医用麻黄汤宣肺平喘，西医用麻黄素松弛支气管平滑肌，中医止泻重用黄连，西医治肠炎用黄连素等就更是如出一辙。

临床治疗技术层面上的结合就更是应用广泛，如闭合性骨折 X 线下的手法整复，针灸与电疗的结合，中药离子透入治疗，中药介入治疗等，日益显示出简便易行、富于实效的优势。

这些实例都告诉我们，中西医结合具有坚实的理论基础和充分的实践依据。这也正是我们今天用中医理论和方法治疗现代医学疾病仍然适用和有效的根本原因所在。

中西医如何结合

中西医如何结合既有指导思想的问题，也有方法学问题。毛主席曾指出：“今后最重要的是首先要西医学习中医，而不是中医学习西医”，他还说：“要向外国学习科学的原理。学习这些原理，要用来研究中国的东西，我们要西医学习中医，道理也就是这样。自然科学、社会科学的一般道理都要学……如果先学了西医，先学了解剖学、药物学等等，再来研究中医、中药，是可以快一点把中国的东西搞好的。”当时确实有一大批优秀的西医专家通过系统学习中医，成为国内知名的中西医结合的大家，为推动我国中西医结合学术发展发挥了重要作用。自上世纪 80 年代至今的近 30 年来，这一状况发生了根本性逆转，成为中学西为主。高等中医药院校西医课程设置比例不断加大，一些中医从业人员包括一些知名专家都根据自身的需要进行系统的西医学习，他们中间也有不少人成为中西医结合的知名专家。在中西医结合的方式上，无论是西学中或中学西，应当说都是可行的和必要的。

以学术结合而言，中西医结合研究具有十分广阔的领域，在方法和内容上已有许多成功的经验和构想，如辨证与辨病相结合、宏观与微观相结合、临床观察与实验研究相结合等。在制定证的客观化标准时，将现代医学生物化学、免疫学、影像学、病理学、分子生物学检测等作为中医望闻问切四诊的延伸，将其结果作为证候标准的补充内容，使证更能反映疾病的本质；将中药药理学结论作为中药性味归经、功效主治的有益补充；临床用药时，在不违背中医辨证论治的原则和前提下，适当选用某些对某种疾病某一环节或某一病变实质有改善作用的药物，以提高临床疗效和避免用药的盲目性等。以上都是中西医结合很好的例证。实践证明，这些方法是行之有效的，是可行的。随着中西医结合工作的深入开展，必将创立更为丰富多彩的结合途径与方法。

中西医结合的科学使命

实现理论互融

实现中西医理论的有机互融是中西医结合的主要目标和关键所在。实现理论互融的目的不是要否定中西医在理论体系、思维方式等方面的差异，而是要更深入地探索二者在生理、病理、临床等诸多方面的内在联系，从理论与实践的角度进行反复印证，真正找到其互融点，进行理论的相互融合。唯有如此，中西医结合的一些基本理论问题才有可能获得较为圆满的解决，从而为中西医结合的临床实践提供坚实的理论支撑。

完成实践渗透

实践渗透就是将中医理法方药、辨证论治的基本原则和方法与现代医学诊疗手段紧密结合起来，将中医历代医家的经验积累与近30年现代医学研究取得的新成果、新经验紧密结合起来，将中医治法学、方药学与现代中药药理学、毒理学结论紧密地结合起来，将临床证治规律与实验研究结论紧密结合起来，进行比较分析、综合判定、互相借鉴、互相补充，取长补短，以适应临床研究的各种需求。

建立起中西医结合双重诊疗体系

在理论互融和实践渗透的基础上建立起中西医结合的双重诊疗体系，这不但是中西医结合的终极目标，也是实现创立我国统一的新医学、新药学的伟大科学理想的唯一正确途径。

双重诊疗体系包括如下方面：在诊断上，既有西医病的诊断，又有中医证的分析。在治疗上，要充分体现中西医治疗的疗效评判标准，确定中西医的恰当疗程，停药标准、减药标准、调方指征，中药服用还要有相对统一固定的量的标准和煎药方法的要求，根据病情不同阶段和不同环节的需要，可单用中药或西药治疗，可先用西药、后用中药，也可先用中药、后用西药，或中西药并用；或西药为主导、中药为辅助，或中药主导、西药辅助，取长补短，最大限度地发挥中西医治疗的增效、减毒、纠偏作用。一病双诊双治，方案明确具体，可操控性强，从而发挥综合疗效的优势。这一优势是中医和西医都不可能单独具备的。几十年来中西医结合的实践证明，这是完全可以做得到的。

中西医结合的主要障碍

中西医结合的主要障碍不是来自政策，因为政府确立的“中西医并重”的指导方针为我们提供了可靠的政策保障；也不是来自中西医学术本身，因为中西医理论与临床都具有广泛的趋同性和一致性，结合是完全可行的；而主要来自国人和学术界人士普遍存在的视角偏差，主要反映在以下几个方面。

中医异化论

有人担心中西医结合会使中医异化，最终失去本色和优势，甚至有人认为中西医结合名为发扬中医，实为消灭中医，提出“结合一点，消灭一点；完全结合，完全消灭”。

实践证明，这种担心是完全没有必要的。恰恰是中西医结合的实践过程使我们进一步认识到中医的科学属性，使我们真正感受到古代医学家的聪明和智慧，更使我们真正认识到中西医学作为人类同疾病斗争的智慧结晶，既具有各自的优势与特色，又各有自身的局限与不足，从而恢复我们理性的思考和眼光。这对于我们把握中医学术发展的方向是非常重要的。

随着中西医结合的开展，我们会根据治疗目标的转换，不断地将现代医学科学的理念融入中医研究。这一过程可能会使中医某些表象的传统特色造成一些淡化，但却会使中医的科学内涵更加丰富。同时，随着中医诊疗不断介入现代医学疾病的临床研究，又大大拓展了中医研究的广度和深度，而这也正是中医学术进步所最需要的。

因此，我们可以说，恰恰是中西医结合增强了我们的自信。中医学不但不会在中西医结合的过程中被异化，还会在此过程中理论更为充实，方法更为完善，发挥更加重要的作用。

中医独立论

近年来，有人认为中西医本是两股道上的车，应各行其道。这种观点认为中医应独立前行，应向经典著作中找解决问题的办法，坚持完全按传统中医模式从事中医医疗活动，强调自我完善、自我发展。如果中西医是两门不同的东西方艺术的话，这一主张也许是可行的，因为艺术是可以特立独行的。可以是你画你的油画，我画我的国画，你拉你的提琴，我弹我的琵琶，它们之间是平行的。而中西医学却不同。它们都是针对相同客体的生命科学，面对相同的任务和目标，融合是不可避免的。随着中医治疗目标由单纯中医病证向现代医学疾病的全面转换，要完全使中医游离于现代医学之外，坚守壁垒，是不现实也是行不通的。在科学昌明的今天，我们的视野和眼界决不应该连清末民初的中西汇通派都不如，我们应该清醒地认识到，今天我们思考中医的所有问题如果脱离治疗目标和科学环境变化这一现实，就永远不会得出正确的结论。

中西对立论

中西医在同疾病作斗争的过程中本是两支并肩作战的同盟军，理应并行不悖、优势互补，但是，近百年来的中医存废之争不断演化成中西医之争，似乎中西医是一对天生的冤家，不是你吃掉我，就是我吃掉你。有人人为地将中西医对立起来，将中医的发展困境责之于西医学的迅猛发展，并因此对西医学占据我国医药卫生的主导地位心有不甘，耿耿于怀；有人甚至提出唯有中医学的系统论、辩证逻辑等理论体系才是医学科学发展的根本方向；另有人则从根本上否认中医的科学属性，视中医为玄学；更有人根本不了解中西医学的科学精髓，也不知晓中西医学在科学本质上的趋同性和一致性及方法学上的互补性，想当然地夸大中西医的本质区别和学术差异，人为地制造中西医结合的学术理论障碍。

实践证明，中西对立论的一些观点都是偏激的，也是片面的。中西医学针对着相同的目标，承担着共同的使命。中西医学作为医学科学和防病治病技术，有着相同的产生和发展历程，都是经过实践——认识——再实践——再认识，最后上升到理论的过程，中西医对人体的生理病理、发展规律及防治原则等基本问题的认识并无本质的区别，只是采用了不同的认识与表述方法，建立了不同的诊疗模式而已。中西对立论既有碍于中西医结合的顺利进行，也不利于中西医各自的学术发展。

结　语

我国中西医结合五十余年的经验充分证明，联合优于单用、互补胜于竞争。中西医结合是我国医学科学发展的必然要求，是永恒的，一时的不能结合或结合得不好则是相对的、暂时的，这是不依我们的主观意志为转移的。

中西医结合是一项伟大的科学工程，它既是东西方智慧的互融，也是历史与现代的交汇，中西医学两套科学元素的汇聚必将催生中国统一的新医药学的诞生，从而使中国医学真正领先于世界并为人类的健康作出更大的贡献。

周某，男，五十六岁，二〇〇七年九月二日初诊。
乙肝史三年，半月前在当地医院CT检查示肝癌，已介入治疗一次。近日胁痛，纳差，乏力。苔薄白，脉沉细。
重楼15g　蛇舌草15g　半枝莲15g　莪术9g
鳖甲15g（先煎）　苡米30g　海蛤粉15g　威灵仙12g
黄芪15g　瓦楞子30g　鸡内金15g　木蝴蝶12g
水煎二次共兑为五百毫升，早晚二次温服。

作者处方手迹：周某，男，56岁，2007年9月2日初诊。乙肝史三年，半月前在当地医院CT检查示肝癌，已介入治疗一次。近日胁痛，纳差，乏力。苔薄白，脉沉细。重楼15克，蛇舌草15克，半枝莲15克，莪术9克，鳖甲15克（先煎），苡米30克，海蛤粉15克，威灵仙12克，黄芪15克，瓦楞子30克，鸡内金15克，木蝴蝶12克。水煎二次，共兑为500ml，早晚二次温服。

图书在版编目(CIP)数据

中医随想录:临床家的科学思考/尹常健著. -北京:华夏出版社,2011.1

ISBN 978-7-5080-6237-2

Ⅰ.①中… Ⅱ.①尹… Ⅲ.①中医学临床 Ⅳ.①R24

中国版本图书馆 CIP 数据核字(2011)第 003188 号

中医随想录——临床家的科学思考

尹常健 著

出版发行:华夏出版社

(北京东直门外香河园北里4号 邮编:100028)

经　　销:新华书店

印　　刷:北京建筑工业印刷厂

装　　订:三河市李旗庄少明装订厂

版　　次:2011年1月北京第1版

2011年1月北京第1次印刷

开　　本:787×1092 1/16开

印　　张:13.5

字　　数:169千字

插　　页:2

定　　价:28.00元